F. Lindemann · A. Flügel · H. Michaelis

Den Suchtkreislauf durchbrechen

Hilfen für Kinder aus suchtbelasteten Lebensgemeinschaften

NEULAND

Dieses Buch ist die überarbeitete Neuauflage der Broschüren »Mein Kind hat nix gemerkt« und »Nichts für Kinder«. Ergänzt wurden die Beiträge durch die vom Bundesministerium für Gesundheit geförderte Projektgruppe der Guttempler »Den Suchtkreislauf durchbrechen«. In ihr wirkten mit: Marion Bauer (Fürth), Marlies Bischof-Somberg (Etzbach), Regina und Christina Bölckow (Hamburg), Ilse-Marie Bröhan (Hamburg), Horst-Dieter Büll (Kiel), Melitta Ehlerding (Nürnberg), Heike Gerber (Hamburg), Karola Jost (Hosenfeld), Karsten Krämer (Darmstadt), Frank Lindemann (Geesthacht), Heidrun Michaelis (Osterholz-Scharmbeck), Antonia Patzke (Düsseldorf), Gerhard Rathke (Norderstedt), Wiebke Schneider (Hamburg), Regine Siedelberg (Wittenförden), Christoph Simon (Berlin), Sigrid Weiss (Berlin)

Die Deutsche Bibliothek - CIP-Einheitsaufnahme

Lindemann, Frank:
Den Suchtkreislauf durchbrechen : Hilfen für Kinder aus suchtbelasteten Familien / Lindemann/Flügel. - Geesthacht : Neuland, 1999
ISBN 3-87581-198-4

Satz: FraLin Home Productions
Druck: Difo-Druck OHG, Bamberg
Umschlag: Iris Brandes Grafikdesign, Schneverdingen
Printed in Germany
ISBN 3-87581-198-4

Inhaltsverzeichnis

1. Einleitung 5

Theoretische Grundlagen

2. Den Suchtkreislauf durchbrechen 9
3. Mein Kind hat nix gemerkt 17
   3.1 Beziehungsstörung Sucht 23
   3.2 Isolation 25
   3.3 Gestörtes Rollenverhalten 27
4. Alkoholismus – eine Familienerkrankung 29

Praktische Hilfen

5. Der erste Kontakt 39
6. Das Thema im Selbsthilfeverband 43
7. Sucht als Familienbelastung 45
8. Thema für Gruppenabend: Nichts für Kinder 49
   8.1 Filmbeschreibung 50
   8.2 Aussagen im Film 51
   8.3 Hilfen für die Gruppenarbeit 60
9. Tipps zur Gesprächsführung 63
   9.1 Gespräch mit Kindern trinkender Eltern 65
   9.2 Gespräch mit Jugendlichen 67
   9.3 Tipps für Eltern 68
   9.4 Tipps für Kinder 69
10. Hilfen für Kinder aus suchtbelasteten Familien 71
    10.1 Tipps für die Praxis der Betreuung 74
11. Botschaften an Kinder, deren Eltern trinken 79
12. Seminare für Eltern und Kinder 81
    12.1 Seminar für Mütter und Väter 83
    12.2 Seminar für Eltern und Kinder 85
13. Literaturempfehlungen 90
14. Adressen 93

1. Einleitung

Kinder von Suchtkranken: nach den geschlagenen Kindern, den sexuell missbrauchten Kindern endlich wieder ein neues Modethema für die Talkshows? Mode derzeit gewiss, denn die AutorInnen haben schon etliche Anfragen von Talkshow-Agenturen abwimmeln müssen, die vornehmlich nach *»jung, hübsch, weiblich, möglichst missbraucht, bereit und in der Lage die Eltern anzuklagen«* suchten.

Auch wieder zum Thema geworden sind Kinder von Suchtkranken in den letzten 20 Jahren, beginnend mit US-amerikanischen Veröffentlichungen von Frauen, die sich als erwachsene Kinder von Suchtkranken outeten, was auch prompt die Gründung entsprechender »Soundso Anonymous«-Gruppen nach sich zog.

Doch neu ist diese betroffene Gruppe von Kindern ebensowenig wie die Bemühungen von Abstinenz- und Selbsthilfeorganisationen für Suchtkranke seit deren Bestehen, diesen Kindern im Rahmen ihrer Möglichkeiten entsprechende Hilfe zukommen zu lassen. Dass dies oft nicht mit ganzem Herzen oder ausreichend öffentlichkeitswirksam geschah, führte durch verschiedene Veröffentlichungen zum Schlagwort der »vergessenen Kinder« und rückte sie dadurch wieder in das Licht der (Fach-) Öffentlichkeit.

Inzwischen sind Kinder aus suchtbelasteten Lebensgemeinschaften sogar zur Zielgruppe suchtvorbeugender Bemühungen ernannt worden. Die Caritas forderte 1998 die neue Bundesregierung hierzu auf. Und auch der Dachverband der Suchtkrankenhilfe in Deutschland, die Deutsche Hauptstelle gegen die Suchtgefahren (DHS) schrieb in einem 10-Punkte-Katalog ihrer suchtpolitischen Forderungen an die neue Gesundheitsministerin unter anderem:

»Eine zentrale Gruppe für eine zielgruppenorientierte Prävention sind die Kinder von Suchtkranken. Der größte Risikofaktor für eine spätere Suchterkrankung ist es, Kind eines suchtkranken Vaters oder einer suchtkranken Mutter zu sein. Untersuchungen gehen davon aus, dass 50 bis 80% dieser Kinder als Erwachsene eine Abhängigkeit oder Co-Abhängigkeit entwickeln. In Deutschland leben ca. 2 bis 3 Millionen Kinder in suchtkranken Familien. Durch intensive und langfristige massenmediale Thematisierung ist das öffentliche Bewusstsein für diese Problematik zu beeinflussen und die Bereitschaft zu wecken, frühzeitig Hilfe anzunehmen. Die DHS und die ihr angeschlossenen Verbände regen wissenschaftliche Untersuchungen an, die sich intensiv mit der Situation der Kinder von Suchtkranken beschäftigen. Bereits 1995 wurde ein Modellprojekt zur Arbeit mit Kindern von Suchtkranken unter wissenschaftlicher Begleitung beantragt und beschrieben. ***Hilfen für Kinder von Suchtkranken müssen eine Regelleistung im Rahmen der Kinder- und Jugendhilfe werden.«***

Das Bundesgesundheitsministerium förderte von 1995 bis 1997 ein Projekt der GuttemplerInnen unter dem Titel **»Kinder aus suchtbelasteten Familien – Hilfemöglichkeiten durch Abstinenz- und Selbsthilfeverbände«**, mit dem diese sich der vergessenen Kinder wieder verstärkt annahmen. In den Abstinenz- und Selbsthilfeverbänden ist die Einbeziehung der Angehörigen in die Aufarbeitung der Suchtproblematik ein wichtiger Grundsatz, auch wenn in der Praxis immer noch Hemmschwellen zu verzeichnen sind. Ganz besonders schwierig scheint aber die Einbeziehung der Kinder – und auch, das Betroffensein der Kinder mit den Eltern anzusprechen. Wichtig bei der Projektkonzeption war es, Kinder aus suchtbelasteten Lebensgemeinschaften nicht zwangsläufig als therapiebedürftig anzusehen, sondern zu verdeutlichen, dass Eltern und Kindern eine große Chance entsteht, wenn bei der Aufarbeitung der Suchtproblematik die Kinder »mit auf den Weg« genommen werden.

In dem Projekt wurden –nach einer Bestandsaufnahme der z. T. jahrzehntealten, vorhandenen Ansätze – Materialien erarbeitet, die von verschiedenen Zugängen her das Thema gesprächsfähig machen wollen und dabei auch die besondere Stärke ehrenamtlicher Angebote betonen. Hierbei wurden Hilfen und Anregungen für Gruppen und ehrenamtliche Kräfte entwickelt, die

- den **Erstkontakt** zu Vätern und Müttern und die Ansprache der Betroffenheit ihrer Kinder ermöglichen sollen,
- methodische und fachliche Hilfen für eine **Kinderbetreuung** (z. B. während eines Gruppenbesuchs/Beratungsgesprächs des Vaters und/oder der Mutter) anbieten;
- die Erarbeitung des Themas in einer Selbsthilfegruppe vorbereiten und ermöglichen – also Hilfen zur Gestaltung eines **Gruppenabends** zu diesem Thema;
- Anregungen und Methoden für die Durchführung von **Seminaren** (Familien-, Helfer- und Multiplikatoren-Seminare) bereitstellen.

Während der Projektlaufzeit entwickelten sich großes Interesse und erfreuliche Kooperationen, sowohl zu anderen Selbsthilfeorganisationen auf Bundes- wie auch auf regionaler Ebene und nicht zuletzt zu professionellen Stellen der Suchtkranken- und Jugendhilfe.

Während der Arbeit am Thema wurde deutlich, dass allein die Bereitstellung von Materialien der Herausforderung nicht gerecht wurde. Papier allein hilft nicht das Tabu zu brechen, das über der Betroffenheit der Kinder liegt. Viel wichtiger und notwendiger wurde es, dass ehrenamtliche Kräfte – übrigens genauso wie hauptamtliche! – lernen, sensibel und offen mit dieser Thematik umzugehen.

Ziel muss es sein, die Erfahrungen und Beeinflussungen von Kindern in suchtbelasteten Familiensystemen benennen zu können und in der Aufarbeitung der Suchtproblematik die Bedürfnisse der Kinder zu beachten und sie in ihrer weiteren Entwicklung positiv zu bestärken. Dieses Anliegen, welches sowohl die besondere Stärke und Kompetenz als auch die Grenzen ehrenamtlicher Arbeit betont, führte zum Folgeprojekt unter dem Titel **»Den Suchtkreislauf durchbrechen – Begleitung für Eltern und Kinder durch Abstinenz- und Selbsthilfeverbände«.** In der Zeit von 1998 bis 1999 erhielten die GuttemplerInnen dadurch Gelegenheit, den Worten Taten folgen zu lassen und konkrete Handlungsmöglichkeiten für Selbsthilfegruppen in den Regionen und Orten zu entwickeln. Ebenso wurde die Integration der Thematik in die Ausbildungsreihen zu »freiwilligen SuchtkrankenhelferInnen« vorangetrieben.

Dieses Buch möchte mit den bisher gemachten Erfahrungen alle unterstützen, die sich der Hilfe für Kinder aus suchtbelasteten Lebensgemeinschaften widmen wollen.

2. Den Suchtkreislauf durchbrechen

Frank Lindemann

Trinker zeugen Trinker« bemerkte der griechische Philosoph Plutarch bereits vor rund 2000 Jahren und »Der Apfel fällt nicht weit vom Stamm« sagt ein altes Sprichwort. Sprichwörter fassen in der Regel zusammen, was durch zig Generationen über lange Zeiträume von Menschen beobachtet wurde, und dass wir über sie schmunzeln können, zeigt, dass wir durch den Vergleich mit unseren eigenen, heutigen Beobachtungen einen Teil Wahrheit wiedererkannt haben.

In den vergangenen 2000 Jahren hat sich die Art des Beobachtens weiter entwickelt, neue und genauere Techniken hervorgebracht und eine Menge Menschen beschäftigt, die als »Zahlenkarle«, wie sie Hans Paasche in seinem »Lukanga Mukara« abfällig beschrieb oder als »Wissenschaftler«, wie sie sich lieber selbst bezeichnen, das Wissen der Menschheit erweitern halfen. Einige Beobachtungen wurden dabei über Bord geworfen, z. B. dass die Erde eine Scheibe sei, was durch die Verbesserung der Seeschiffahrt inzwischen als überholt gelten darf. Andere Beobachtungen erfahren Rückschläge, wie z.B. die Evolutionstheorie, die in US-amerikanischen Schulbüchern als der biblischen Schöpfungsgeschichte gleichrangig neben ihr zu stehen hat. Es wird also auch das Gleiche verschieden beobachtet: hier der Blick ins Reagenzglas, dort in die Bibel. Was die Menschheit aber insgesamt vorantreibt, ist der Zweifel am bisher Beobachteten, und die heutige Feststellung, dass die Erde die einzigen Lebewesen im Universum beherbergt, könnte schonmorgen durch neue Beobachtungen widerlegt werden.

Einige Beobachtungen aber werden durch die Zahlenkarle und andere immer wieder bestätigt, genauer beschrieben und führen zu weiteren Beobachtungen. Die Feststellung, dass sich eine Suchterkrankung in Familien über Generationen hinweg fortsetzt, ist eine davon.

Nun hat sich in den vergangenen Jahren mit der Entwicklung einer verbesserten Suchtkrankenhilfe – von der »Trinkerrettung« zur »ambulanten oder stationären Kurz-, Mittel- oder Langzeitalkoholismustherapie« – auch die Hinwendung zu unterschiedlichen Zielgruppen ausgeprägt. Zunächst waren die ArbeitgeberInnen wichtig: Mit der Anerkennung des Alkoholismus als behandelnswerter Krankheit 1968 konnte suchtkranken Menschen die Sicherung ihres Arbeitsplatze eher gewährleistet werden. Betriebliche Sozialarbeit und Suchtkrankenhilfe wurden in etlichen Großunternehmen entwickelt.

Anschließend gerieten die unmittelbaren LebenspartnerInnen ins Blickfeld: Vom Leid der »Mitbetroffenen« bis zur Diagnose der »Co-Abhängigkeit« öffnete sich ein weites Betätigungsfeld.

Nach jahrelangem Zögern gerieten schließlich die Kinder, Jugendlichen und Erwachsenen mit einem suchtkranken Elternteil ins Bewusstsein der Suchtkrankenhilfe. Die GuttemplerInnen entwickelten hierbei mit Unterstützung des Bundesgesundheitsministeriums 1995–1997 Arbeitsmaterialien in einem Projekt mit dem Namen »Kinder aus suchtbelasteten Familien«. Im Folgeprojekt »Den Suchtkreislauf durchbrechen« von 1997–1999 erhielten sie Gelegenheit diese in der Praxis anzuwenden. Wer nun meint, dass die GuttemplerInnen, stellvertretend für die anderen Selbsthilfeorganisationen, damit ein neues Arbeitsfeld, eine neue Aufgabe gesucht und gefunden hätten, irrt.

Das menschliche Gedächtnis spielt uns ja in vielen Dingen lustige Streiche: Wahlversprechungen z.B. haben eine Haltbarkeitsdauer in der Erinnerung, die sich zwischen einem Tag bei den Gewählten und längstens einer Amtszeit bei ihren WählerInnen bewegt.

An unsere peinlichen Momente, bei denen wir vor Scham im Boden versinken mochten, erinnern wir uns im nächsten Jahr kaum noch. Aber wie wir unserem Vorgesetzten einmal so richtig den Marsch geblasen haben, davon wissen noch unsere Kindeskinder an langen Winternächten farbig zu berichten!

Eine ganze Industrie lebt davon, Albernheiten als Nachrichten zu verkaufen, bauend auf unsere Vergesslichkeit, so dass sie uns auch im nächsten Jahr wieder mit der Sichtung des Ungeheuers von Loch Ness beglücken kann.

So verhält es sich auch mit den Kindern aus suchtbelasteten Familien: Drei Jahre nach ihrer Gründung 1889 bildeten die GuttemplerInnen bereits ihre erste Kindergruppe »Senfkorn«, womit das Jahr 1892 als Gründungsdatum der Guttempler-Kindergruppenarbeit wie auch der Guttempler-Jugend, der heutigen »Juvente«, gilt.

Wir dürfen sicher annehmen, daß die damaligen GuttemplerInnen dies nicht aus einer Laune heraus oder aus Langeweile taten. Nein, sie wussten schon damals, dass die Kinder so wie die PartnerInnen ihrer suchtkranken Mitglieder ebenfalls ihrer Aufmerksamkeit bedurften.

Leonhard Hetzer, Guttempler aus Berlin, berichtet vom Aufbau der Jugendarbeit in einer Berliner Guttempler-Chronik von 1935: *»Luft, Leben, Liebe und Bewegung müsse in den [Jugendgruppen] sein; auch müsse man sich hüten, so junge Kinder mit Alkoholreden, die sie teilweise noch gar nicht verstehen könnten, zu überfüttern. Statt altkluger Redereien* *müßten Beschäftigungsspiele, Bastelarbeiten, Wanderungen, fröhliche Lieder den Kindern ihre [Jugendgruppe] lieb und wert machen.«*

Diese Aussagen in zeitgemäßer Form finden sich auch heute in Handreichungen für Guttempler-Kindergruppen, sie haben sich also bewährt und nur unsere Vergesslichkeit lässt uns glauben, wir hätten etwas völlig Neues entdeckt.

Im gleichen Werk berichtet Hetzer auch von der »Begeisterung«, mit der die Kindergruppen- und Jugendarbeit von den Berliner GuttemplerInnen aufgenommen wurde:

»Leider blieben diesen [Mitgliedern] bei ihrer so schweren Arbeit Verständnis und kräftige Mithilfe seitens der [Gruppen] oft versagt, und eine Kette von Klagen über diese Gleichgültigkeit ... zieht sich wie ein roter Faden durch die Jahresberichte der alten [Landesvorsitzenden] des Jugendwerkes.«

»In der Natur der Sache liegt es, daß viele erst Guttempler wurden, wenn sie schon den größten Teil ihres Lebens hinter sich hatten. Gar mancher hatte sich ja – Gott sei Dank – auch in sein höheres Alter hinein eine frische, fröhliche Jugendlichkeit des Herzens hinübergerettet, aber die weitaus größte Zahl war doch durch die Alkoholperiode frühzeitig gealtert, und das Verständnis für unsere lärmende und überschäumende Jugend ... ging ihnen leider oft so ganz ab. Sie, die in früheren Jahren doch wirklich alles andere als Engel gewesen waren, sahen nun in harmloser Fröhlichkeit Lärm, in stürmendem Übermut Zuchtlosigkeit, in offenem Freimut Unbotmäßigkeit, und das ganze Tun und Treiben der lustigen Scharen war ihnen lästig und unbequem. Anstatt im Hinblick auf die vielen leidvollen Tage, die ihr Alkoholismus gar zu oft den eigenen Kindern gebracht hatte, alles zu tun, um ihnen und den fremden Kindern, denen es ähnlich trübe ergangen war, recht viele sonnige Stunden zu verschaffen, machten sie durch mürrisches und unfreundliches Wesen oft noch der Jugend und ihren Führern unnütz das Leben schwer und erkannten dabei gar nicht einmal, daß eine fröhliche [Jugend-

gruppensitzung] ... manchmal unendlich viel wertvoller war als das uferlose Geklöhne eines Heimes darüber, ob der Kaffee 15 oder 20 Pfg. kosten dürfe.«

Was 1935 festgestellt wurde, hat sechzig Jahre später der Kreuzbund in seiner statistischen Erhebung über die Altersstruktur der Abstinenz- und Selbsthilfeverbände noch einmal bestätigt. Zwar sprach er nicht so uncharmant davon, dass die Mitglieder bereits *»den größten Teil ihres Lebens hinter sich hatten«,* bevor sie sich zur Mitgliedschaft entschlossen, aber dass die 45–60jährigen das Gros der Mitgliedschaft ausmachen, ließ sich in den Tabellen ablesen.

»Kinder nach leidvollen Tagen, in denen es ihnen trübe ergangen war«, wurde vor 60 Jahren gesagt. Die Projektgruppe der Guttempler verwendet in unserer Zeit den Begriff *»Kinder aus suchtbelasteten Familien«.* Hieran wird schon ein Einstellungswandel deutlich: Forderte der Autor von 1935 unverhohlen seine Mitglieder mit dickem moralischem Zeigefinger auf, eine Art Wiedergutmachung an ihren Kindern zu verrichten, indem sie ihnen nun *»viele sonnige Stunden«* zu verschaffen hätten, gehen wir heute anders mit der Sache um. Schuld und Sühne sind wie Willensstärke oder -schwäche keine Begriffe der heutigen Suchtkrankenhilfe mehr. Wir sprechen von Suchtkranken und nicht mehr von Säufern, und dies aus gutem Grund. Sucht als eine Ausdrucksform einer gestörten Beziehung belastet in ihrem weiteren Verlauf das Beziehungsgefüge, z. B. einer Familie. Wie die verschiedenen Familienmitglieder diese Belastung erleben, mit ihr umgehen und sich von ihr zu befreien suchen, ist dabei ganz unterschiedlich.

Bisher gehen wir vielleicht davon aus, dass *»Kinder aus suchtbelasteten Familien«* eine in sich geschlossene Gruppe von Menschen darstellt, die alle annähernd gleiche familiäre Erfahrungen gemacht haben und folglich ähnliche Merkmale aufweisen müssen.

Viele Untersuchungen weisen allerdings darauf hin, dass wir es hier mit einer sehr unterschiedlichen Gruppe von Menschen zu tun haben, die zwar Gemeinsamkeiten, aber auch deutliche Unterschiede aufweisen. Es ist eben ein Unterschied, ob **ein** Elternteil abhängig ist oder **beide.** Es ist ein Unterschied, ob der Vater oder die Mutter abhängig ist. Es macht einen Unterschied, ob neben dem Alkoholproblem noch andere Störungen bei den Eltern vorliegen, besonders bei einer antisozialen Persönlichkeitsstörung. Es macht einen Unterschied, ob der Elternteil noch trinkt oder schon seit Jahren trocken ist. Es macht einen Unterschied, ob wir über Söhne oder Töchter reden. Und es macht einen großen Unterschied, ob wir uns mit Störungen und Anfälligkeiten bei den Betroffenen beschäftigen oder ob wir gesunde Anteile und seelische Gesundheit miteinbeziehen.

Bei »Suchtbelastung« empfinden wir ja nahezu zwangsläufig negative Gefühle und vermuten bei den Betroffenen schwere Störungen. Dass jemand die Belastung auch positiv verarbeitet haben könnte, käme uns kaum in den Sinn. Bekannt ist die sog. »Alkoholikerkurve« nach Jellinek, bei der der suchtkranke Mensch einen Tiefpunkt – vom *»Gefangensein in einem Teufelskreis«* ist gar die Rede – erleiden muss, bevor er sich wieder aufrappelt und seine positive Entwicklung in einem aufsteigenden Kurvenast dargestellt wird. Heutige Formen der Suchttherapie holen die Suchtkranken schon vorher ab, suchen nach deren Stärken und unterstützen sie in ihrem Bemühen, diese Stärken zur Befreiung von ihrem Suchtmittel zu nutzen.

So können wir es auch mit den Kindern aus suchtbelasteten Familien halten: Wenn wir ängstlich und aufmerksam zählen, wieviele Störungen sie durch unsere Suchtabhängigkeit wohl davon getragen haben mögen, beladen wir uns mit Schuldgefühlen und Selbstvorwürfen, lähmen uns damit selbst und kommen nicht voran.

Martin Zobel, Diplom-Psychologe in Koblenz, hat in einem Beitrag für die Zeitschrift »SuchtReport« folgende bemerkenswerte Forschungsergebnisse zusammengetragen:

»Das Forscherpaar Wolin und Bennett ging davon aus, dass die Aufrechterhaltung von klassischen Familienritualen wie gemeinsames Abendessen, gemeinsame Abend-, Wochenend- und Feriengestaltung trotz eines bestehenden Alkoholproblems bei einem Elternteil die Kinder in ihren Erfahrungen von familiärer Stabilität und Kontinuität fördert und sie später davor schützt, ebenfalls abhängig zu werden. In ihrer Untersuchung zeigte sich, dass in denjenigen Familien, in denen der Alkohol zum Erliegen der genannten Rituale führte, die meisten Kinder später ein Alkoholproblem entwickelten oder sich einen abhängigen Partner suchten, während es in Familien mit stabilen Ritualen weit weniger vorkam.

Sie stellen dem gängigen Modell der Störung, das Kinder aus gestörten Familien in erster Linie ebenfalls als gestört und behandlungsbedürftig ansieht, ein Modell gegenüber, das Raum für positive Entwicklung lässt. Hierzu zählen sie sieben Eigenschaften, die die Betroffenen vor den Folgen der krankmachenden Familienumwelt schützen sollen: Einsicht, Unabhängigkeit, Beziehungen, Initiative, Kreativität, Humor und Moral. Die Stärkung und Förderung dieser Eigenschaften stellte demnach eine vordringliche Aufgabe im Umgang mit Kindern aus suchtbelasteten Familien dar.

Positiv beeinflussen können dies: offener Umgang der Familie mit dem Alkoholproblem, Unterstützung der Kinder durch den nichttrinkenden Elternteil, durch andere Familienmitglieder, durch Außenstehende oder durch Gleichaltrige. Darüber hinaus sind förderlich: waches Temperament des Kindes, Selbstbewusstsein, altersangemessene Verantwortung, Leistungsorientierung, Unabhängigkeit, Kreativität, Einsicht, Humor sowie die Fähigkeit zum Aufbau von emotionalen Beziehungen außerhalb des Elternhauses.«

Kommen wir zurück auf die Familienrituale: Wenn ihre Beibehaltung vor späterer Suchtabhängigkeit zu schützen vermag, dann sind es im bunten Strauß der Abstinenz- und Selbsthilfeverbände gerade diejenigen mit Angeboten für Kinder und Jugendliche, wie z. B. die GuttemplerInnen, die sich dies aufgrund ihrer Geschichte und ihrer Organisationsstruktur zunutze machen können. Lassen sie doch ihre Kinder, aber auch und vor allem andere Kinder »sonnige Stunden« erleben – nicht um etwas wiedergutzumachen, sondern weil sie sich selbst dadurch auch sonnige Stunden gönnen wollen!

Hierbei müssen die Selbsthilfegruppen nichts Neues leisten. Sie sind der geeignete Ort, an dem die Voraussetzungen für eine Gesundung auch der Angehörigen möglich sind. Dies sind die Angebote – ihre Stärken –, auf die sie bauen können: Hilfen anbieten, Beziehungen stiften, Solidarität üben, Zeit und Raum für persönliche Entwicklung geben und Spaß dabei haben. Mit diesem Buch möchten wir dazu beitragen, dass Selbsthilfegruppen für Suchtkranke ihre Kinder am Genesungsprozess beteiligen.

3. Mein Kind hat nix gemerkt

Anke Flügel, Frank Lindemann

Dies ist eine häufig anzutreffende Meinung Suchtkranker, die in Gesprächen in ihrer Selbsthilfegruppe gerade noch akzeptieren mögen, dass allenfalls ihre PartnerInnen von ihrer Sucht auch betroffen sein könnten.

Als Begründung für diese Vermutung wird oft angenommen, dass das Kind »ja noch so klein gewesen sei«.

Eltern, die so reden, sitzen einem Irrglauben auf. Wir wissen heute, dass bereits das ungeborene Kind im Mutterleib ein aktives Seelenleben hat. Es kann sehen, hören, erleben, schmecken und auf einfachem Niveau sogar lernen. Am wichtigsten ist, dass es schon fühlen kann. Was das Ungeborene fühlt und wahrnimmt, beginnt seine Einstellung und seine Erwartungen an sich selbst zu formen.

Die meisten dieser prägenden Botschaften kommen naturgemäß von der Mutter. Ihre Ängste, wie auch ihre Freuden, werden von dem ungeborenen Kind miterlebt und tragen zu seiner emotionalen Entwicklung bei. Doch auch die Gefühle des Vaters haben Einfluss auf diese Entwicklung und seine Liebe zur Frau und dem gemeinsamen Kind sind von größter Wichtigkeit für den glücklichen Verlauf einer Schwangerschaft. Es kann also keine umwerfend neue Erkenntnis sein, wenn wir daraus ableiten, dass auch die Sucht eines Elternteils mit all ihren Spannungen, Konflikten und Ängsten auf das ungeborene Kind einwirkt.

Wenn nun das Kind schon *vor* seiner Geburt alles hautnah miterlebt, wieso sollte es dann *nach* seiner Geburt anders sein?

Wir wissen nicht erst seit heute, dass die Suchtkrankheit eines Menschen nicht ihn allein trifft, sondern auch die ihm Nahestehenden. Viel Aufmerksamkeit ist den PartnerInnen von Suchtkranken gewidmet worden; ihre Einbeziehung in den Therapieverlauf wird mehr und mehr zur Selbstverständlichkeit.

Die Suchterkrankung eines Elternteils wird nicht ohne Folgen auf die Entwicklung eines Kindes bleiben. Es ist sehr wahrscheinlich, dass es zu Störungen kommt, gleichwohl ist es nicht zwingend notwendig.

Auf die *körperlichen* Schäden, die durch eine Suchterkrankung der Schwangeren bei ihrem Ungeborenen hervorgerufen werden kann, soll hier nicht näher eingegangen werden (vgl. dazu die Literaturempfehlungen).

Neben diesen unmittelbaren körperlichen Schäden gibt es noch jene, die durch schwerste körperliche Misshandlungen entstehen. Hier ist natürlich auch immer entscheidend, ob die Eltern selbst in gewaltbereiten Familien aufgewachsen sind, da dann körperliche Gewalt gegen Kinder schon eine Rolle spielt – mit dem Suchtmittel aber erst recht.

Gewalt – auch sexualisierte – wird in Familien mit Alkoholproblemen dreimal so häufig verübt wie in der übrigen Bevölkerung.

Wir setzen voraus, dass wir den Menschen nicht isoliert, sondern in einem Netz von Beziehungen betrachten. Entwickelt sich bei einem Menschen eine Sucht, ist dieses Netz daran unmittelbar beteiligt. Ein solches wichtiges Netz bildet die Lebensgemeinschaft oder Familie.

Entwickelt sich in einer Familie eine Sucht, ändern sich die Rollen ihrer Mitglieder. Auch die Kinder passen sich der neuen Situation an. Sie entwickeln Überlebensstrategien, die bis ins Erwachsenenalter fortwirken. Solche Strategien äußern sich in bestimmten Verhaltensweisen, die von SuchttherapeutInnen beobachtet wurden. Kinder aus suchtbelasteten Familien übernehmen dabei ganz spezielle Rollen in dem »Theater Familie«.

Im folgenden werden wir solche Rollen beschreiben, wobei dies nicht dazu verführen soll, sein Kind in eine bestimmte Schublade zu stecken. Dazu kommt eine Rolle viel zu selten in ihrer reinen Form vor: Das Kind kann Anteile mehrerer Rollen übernehmen oder im Laufe seiner Entwicklung die Rolle wechseln.

1. Das verantwortungsvolle Kind

Dieses Kind ist sozusagen der »Stuntman« des durch die Sucht ausgefallenen Elternteils. Auf solch ein Kind ist die Familie dann besonders stolz. Es übernimmt die Aufgaben des Vaters oder der Mutter und erhält dadurch positive Aufmerksamkeit. Daraus kann sich das Bedürfnis entwickeln, ständig anerkannt zu werden, Erfolg haben zu müssen und alles und jeden zu kontrollieren. Da es die Aufgabe übernommen hat, die Familie mit Selbstwert zu versorgen – *»wenn wir dich nicht hätten«* – entwickelt solch ein Kind die Fähigkeit, Verantwortung zu übernehmen und andere anleiten zu können. Daraus kann sich ein zwanghafter Ehrgeiz entwickeln, für alles verantwortlich sein zu müssen, keine Fehler machen zu dürfen. Solch ein Kind ist im Erwachsenenalter häufig anfällig für Formen der Arbeitssucht.

2. Das rebellische Kind

Dieses Kind bezieht das Chaos innerhalb der Familie auf sich und lebt seine Schuldgefühle und Verletzungen durch abweichendes Verhalten aus. Es ist feindselig, oft trotzig. Es lenkt durch sein Verhalten vom suchtkranken Elternteil ab und zieht die negative Aufmerksamkeit auf sich – *»wenn wir dich nicht hätten, ging es uns besser...«* Dadurch verstrickt es sich immer tiefer in seine Schuldgefühle. Solch ein Kind neigt später dazu, immer und überall in Schwierigkeiten zu geraten und auch ein eigenes Suchtverhalten zu entwickeln.

3. Das verlorene Kind

Dieses Kind ist unauffällig, weil es sich bedeutungslos und zurückgewiesen fühlt, oft leidet es an Einsamkeit. Es kann daran erkannt werden, dass es häufig übersehen wird – *»wenn wir **wen** nicht hätten?!«* Es setzt sich dann immer von sich aus an die zweite Stelle, hat Probleme mit Entscheidungen, wenige FreundInnen und leidet oft an Übergewicht. In der Schule ist es oft schweigsam, schüchtern – ein typischer Einzelgänger. Für die Familie ist es keine Last.

4. Das Familienkasper-Kind

Aus Angst und Furcht, verlassen zu werden, lenkt das Kind die Aufmerksamkeit auf sich. Es liefert der Familie den sonst selten vorkommenden Humor und Spaß – *»wir haben ja sonst nix zu lachen«*. Es schafft Erleichterung und Entspannung durch Komik. Es ist unreif, braucht Schutz oder ist »einfach süß«. Hyperaktivität, Lernstörungen und kurze Aufmerksamkeitsspannen sind sichtbare Zeichen. Diese Anpassungsstrategie kann zu Magengeschwüren führen, denn der Familien-Clown hat Schwierigkeiten, Stress zu verarbeiten. Er bleibt oft unreif und zwanghaft komisch.

5. Das harmonische Kind

Angetrieben von dem Bedürfnis, den Familienfrieden zu erhalten, vermeidet es Konflikte um jeden Preis. Es beschwichtigt, spielt alle Probleme herunter und verhindert somit, an die Ursachen eines Konflikts heran zu kommen. Es ist das verständnisvolle Kind, das immer einfühlsam ist und gut zuhören kann – *»wenigstens* ***du*** *hast mich lieb«.* Als Erwachsener wird das Kind sehr wahrscheinlich Probleme bekommen, seine eigenen Bedürfnisse wahrzunehmen und durchzusetzen.

6. Das über-erwachsene Kind

Sein Verhalten ähnelt dem des verantwortungsvollen Kindes: Es ist außergewöhnlich selbstkritisch und kontrolliert seine Gefühle oft bis zur Verleugnung. Ihm fällt es schwer zu entspannen und sich wohl zu fühlen. Innerlich ständig auf der Hut, fühlt es sich emotional viel älter, als es wirklich ist. Dies wird auch dadurch begünstigt, dass der nicht-süchtige Elternteil das Kind als Partnerersatz überbeansprucht – *»weißt* ***du*** *denn keinen Rat?«* – bis hin zum sexuellen Missbrauch. Als Erwachsenem fehlt dem Kind dann die Erfahrung, je Kind gewesen zu sein.

7. Das distanzierte Kind

Seine Strategie wird durch den Wunsch geprägt, durch niemanden und nichts verletzbar zu sein. Die Auswirkungen der elterlichen Sucht werden daher geleugnet, Gefühle betäubt oder unterdrückt – *»mir geht's doch gut.«* Solch ein Kind kann keine Problemlösungsstrategien entwickeln; es kapselt sich ab. Bei Konflikten kennt es nur eine Lösung: Es läuft vor ihnen davon.

8. Das unverletzte Kind

Es gibt auch Kinder, die ihre Verletzung in einer suchtbelasteten Familie nicht verleugnen, sondern sie zugeben und es nicht als Schwäche empfinden, verletzt worden zu sein. Sie sind am ehesten in der Lage, etwas zu tun, um die Situation zu ändern und ihren Stress abzubauen. Sie wachsen trotzt widriger Umstände »normal« auf, als hätte es die Verletzungen nicht gegeben.

Kann bei einem Kind eine der geschilderten Rollen beobachtet werden, ist es jedoch nicht möglich, von dem auffälligen Verhalten des Kindes auf eine Suchterkrankung der Eltern oder eines Elternteils zu schließen. Denn es gibt auch andere Störungen des Beziehungssystems »Familie«, die dieses Rollenverhalten entwickeln können. So kommen die geschilderten Verhaltensauffälligkeiten durchaus auch bei Kinder in Familien ohne Suchtprobleme vor.

3.1 Beziehungsstörung Sucht

Wenn Sucht als nur eine von vielen möglichen Ausdrucksformen der Störung des Beziehungsnetzes »Familie« begriffen wird, ist es vorstellbar, dass diese Verhaltensauffälligkeiten sich auch bei anderen Ausdrucksformen äußern können.

Liegen jedoch diese Verhaltensauffälligkeiten vor und ist es bekannt, dass ein Familienmitglied suchtkrank ist, kann ganz sicher davon ausgegangen werden, dass die Suchterkrankung für das auffällige Verhalten verantwortlich ist.

Wir können davon ausgehen, dass ein Kind um so stärker in seiner seelischen und sozialen Entwicklung gestört wird, je jünger es in der Krankheitsphase des suchtkranken Elternteils ist.

Am meisten gefährdet ist also das Kind, von dem der Elternteil meint, es sei ja noch zu klein, um das Geschehen zu begreifen.

Ein als Säugling geschädigtes Kind hat oft große Beziehungsstörungen, kann schlecht Kontakt zu anderen aufnehmen und ist in seinem Vertrauen in andere Menschen oft massiv beeinträchtigt. Es neigt zum Einzelgängertum und ist in seiner aggressiven Entwicklung gestört: Entweder hat es oft überschießende aggressive Reaktionen oder es richtet sie gegen sich selbst, ist angepasst, brav und wehrt sich nicht. Es gibt alles, kauft sich u. U. seine FreundInnen. Söhne suchtkranker Väter neigen dadurch zu Gewalttätigkeiten, zu frühem Alkoholkonsum.

Die Suchtkrankheit besetzt in dem Netz der Familie einen derartig großen Raum, dass für kaum etwas anderes Platz bleibt. Vor allem nicht für das Kind und seine Bedürfnisse. Es findet, je jünger es ist, kaum eine Gelegenheit, in der es Geborgenheit, Sicherheit und Bindung erfährt.

Vielmehr erlebt es Unsicherheit, Kälte und distanzierte Bedürfnisbefriedigung; es fühlt sich allein gelassen und kann keine Identifikation im Sinne seiner Ich-Entwicklung erfahren. Oft wird es nicht einmal mit dem Nötigsten versorgt. Schwere schizoide Störungen sind die Folge.

Auch in späteren Entwicklungsphasen kommt das Kind zu kurz. Seine Ängste, seine Verwirrtheit und die Überforderung, möglichst selbstständig sein zu müssen, werden oft nicht wahr genommen bzw. als sehr angenehm empfunden. Der nicht-suchtkranke Elternteil ist ja meistens durch die Krankheit des Partners bzw. der Partnerin ebenso verunsichert, verwirrt und überfordert.

In einer solchen Situation ist ein möglichst unauffälliges, angepasstes und braves Kind eine Entlastung. Das Kind lernt dies schnell, lernt auch, dass es in seiner Familie weder gefragt noch angebracht ist, seelische Bedürfnisse anzumelden.

Hier werden oft die Grundlagen für eine eigene spätere Suchtentwicklung gelegt: Brave, fleißige Menschen, die angepasst und unauffällig leben, die aber mit ihren unausgesprochenen, kaum zu denken gewagten seelischen Bedürfnissen nicht zurechtkommen.

3.2 Isolation

Setzt die Suchtphase des Elternteils zu einem Zeitpunkt ein, an dem das Kind schon eine tragfähige psychische Reife entwickelt hat, so setzt dennoch ihre seelische Belastung gleich stark ein. Das Kind hat zwar Ich-Entwicklung gelernt, durfte kindgerecht aufwachsen und wurde nicht mit Erwachsenenaufgaben überfordert, doch trifft die Erkrankung es in seiner Solidarität zur Familie.

Das größere Kind wird in den Isolationsprozess der Familie miteinbezogen, erlebt ihn aber auch bewusst, hat einen eigenen Isolationsbereich. Es wird an dem Prozess der Verheimlichung, des Vertuschens, der Scham und Schuld beteiligt, ohne dass es dazu aufgefordert werden muss.

Dadurch wird das Kind in seinen sozialen Kontakten stark belastet. Es berichtet nichts mehr von zu Hause, es lädt keine FreundInnen mehr ein, aus Angst vor Entdeckung. Es geht nicht mehr zu Geburtstagsfeiern, weil es ja keine Gegeneinladung aussprechen kann.

Dies kann soweit gehen, dass es eher nachlassende Schulleistungen und sitzen zu bleiben in Kauf nimmt, als sich jemandem anzuvertrauen. Die Familie hingegen, die gute schulische Leistungen als Maßstab für ein intaktes Familienleben begreift, bemüht sich, zu dessen Dokumentation das Leistungsversagen des Kindes wieder in den Griff zu bekommen.

Gelingt dies nicht, bekommt das Kind oft noch die Sündenbockrolle zugewiesen, und da es in familiären Krisensituationen oft dazu neigt, sich mit seinem Schuldanteil an dieser Krise zu beschäftigen, nimmt es diese Rolle an. Seine vermittelte Lebensbotschaft lautet: *»Weil du nicht fleißig bist, werde ich krank.«*

Da in der Familie keine offene Auseinandersetzung über die Suchterkrankung stattfindet, wird das Kind in seiner Solidarität zur Familie, ja oft selbst zu den Eltern überfordert. Gar nicht so selten wird es vom suchtkranken Elternteil gegen den anderen Elternteil eingesetzt. Es muss gegen Versprechungen oder Drohungen das Suchtmittel besorgen und dies als Geheimnis für sich behalten.

Unter solchen Umständen kann sich ein Kind – gleich welchen Alters – wohl kaum seelisch positiv entwickeln.

3.3 Gestörtes Rollenverhalten

Auf die geschlechtsspezifische Entwicklung bleibt die Suchterkrankung eines Elternteils auch nicht ohne Folgen. Junge wie Mädchen können von einer suchtkranken Mutter nur sehr schlecht lernen, wie sich das eigene bzw. andere Geschlecht als erwachsener Mensch verhält.

Söhne können zu einer suchtkranken Mutter – wenn überhaupt – häufig nur negative ödipale Beziehungen eingehen, da sie wenig Liebenswertes bietet.

Oft beschränkt sich die Beziehung auf die Sorge um die kranke Frau, was zu einer Lebensbotschaft werden kann, die sich im Erwachsenenalter wiederholt und von größter unterdrückter Aggression getragen wird, da doch im traditionellen Rollenverständnis die Frau sich um den Mann zu sorgen hat.

Für Töchter wird die entwicklungsbedingte Ablehnung der Mutter, die der Rollenfindung dient, durch die Suchterkrankung verstärkt.

Die besondere Zuneigung des kleinen Mädchens gilt dem Vater. Wenn Väter diese Zuneigung als einzige Insel im häuslichen Chaos erleben und bestärken, gehen sie ein Bündnis mit der Tochter gegen die Mutter ein, das dazu führt, dass die Tochter ihre Mutter später lediglich als störende Rivalin um die Zuneigung des Vaters begreift.

Gemeinsam ist Jungen wie Mädchen, sich mit ihren Bedürfnissen, ihrer Rollenfindung und Lebensbewältigung nicht melden zu können oder zu dürfen. Gemeinsam tragen sie an ihrer Bereitschaft, Sorge, Verantwortung und Entlastung für die Eltern zu übernehmen. Sie lösen sich spät oder nie aus der Familie, da sie glauben, diese durch einen solchen Schritt zusätzlich zu belasten.

Die gesamte Familie wird von Schuldgefühlen gequält, in dem widersinnigen Bemühen, eine/n Verantwortliche/n für die Misere benennen zu können: der suchtkranke Elternteil oder der nicht-suchtkranke Elternteil, der sich in den Augen des Kindes nicht richtig verhält, oder das Kind, das trotz seiner Anstrengungen und Bemühungen immer wieder zu hören bekommt, dass es der Familie keine Hilfe ist.

Oft stellen wir fest, dass sich der suchtkranke Elternteil selbst nicht von seiner Herkunftsfamilie – physisch oder psychisch – lösen konnte. Sein eigenes Kind wird dazu auch kaum in der Lage sein und droht damit seine Suchterkrankung an die nächste Generation weiterzugeben.

4. Alkoholismus – eine Familienerkrankung

Heidrun Michaelis

Welch eine Behauptung! Ein Familienmitglied ist im Laufe der Jahre, aus welchen Gründen auch immer, alkoholkrank geworden, und die übrigen Familienmitglieder, Partner, Partnerin und Kinder werden ebenfalls krank – ohne zu trinken, vom bloßen Zugucken etwa oder ist diese Krankheit womöglich ansteckend?

Wer sich noch nicht näher mit der Krankheit Alkoholismus befasst hat, könnte diese oder ähnliche Fragen stellen. Er bezieht diese Krankheit zwangsläufig auf den Trinkenden allein, denn durch ihn wird sie ja auch für die Außenwelt nach einiger Zeit durch bestimmte Merkmale seines Trinkverhaltens erkennbar.

Doch Menschen in Selbsthilfegruppen, in Abstinenzverbänden, wie z. B. den GuttemplerInnen, professionelle HelferInnen, Betroffene und Mit-Betroffene wissen es inzwischen besser und haben seit der Anerkennung der Krankheit durch ein Urteil des Bundessozialgerichts im Jahre 1968 viel dazu gelernt und dazu lernen müssen.

In der BRD gibt es etwa 2,5 Millionen Alkoholgefährdete und -kranke, doch insgesamt gut 6 Millionen von der Krankheit mittelbar und unmittelbar Betroffene, nämlich das soziale Umfeld, sprich die Familie. Eine erschreckend hohe Zahl, die uns erkennen lässt, wie notwendig Familienhilfe in diesem Bereich, d. h. Hilfe für Betroffene, mit-betroffene PartnerInnen und deren Kinder ist. Diese Zahl sagt aber nichts über die Schicksale und Tragödien der betroffenen Familien aus.

Alkoholismus hat in erster Linie **einen** Tatort: die Familie. Nachbarn und Bekannte, die Außenwelt sehen es mit diesen Augen:

Der Mann und Vater ist des öfteren betrunken, es gibt lautstarke Auseinandersetzungen, die manchmal in Misshandlungen enden; er verliert seinen Führerschein, dann vielleicht die Arbeit. Die Familie gerät in finanzielle Nöte.

Die (Ehe-) Frau versucht zu retten, was zu retten ist, zeigt sich verständnisvoll, nimmt Rücksicht, geht neben Haushalt und Kindern und der Belastung durch den trinkenden (Ehe-) Partner außer Haus arbeiten, um dem finanziellen Ruin vorzubeugen, immer in der Hoffnung auf eine baldige Veränderung der Situation.

Die Kinder verändern sich, sie verhalten sich entweder sehr auffällig oder sind extrem still und in sich gekehrt.

Auch die andere Seite kann von außen beobachtet werden: Die Frau trinkt, vernachlässigt die Kinder, den Haushalt, die Partnerschaft und sich selbst. Geht sie noch einer außerhäuslichen Arbeit nach, wird ihr wahrscheinlich recht bald gekündigt.

Der (Ehe-) Mann versucht neben seiner Berufsausübung sich um den Haushalt und die Kinder zu kümmern. Es gibt oft Streit, meistens trennt er sich, wenn keine Besserung eintritt, nach ein paar Jahren von der Frau – Männer, die über Jahre hinweg den Leidensweg mitgehen, sind immer noch die Ausnahme.

Diese beiden Beispiel sollen genügen. Sie sind eine kurze Beschreibung des äußeren Erscheinungsbildes der Alkoholerkrankung in Familien – erschreckend genug –, dennoch sind es nur oberflächliche Betrachtungen.

Der innere Kampf, die eigenen Schuldzuweisungen, Selbstzerstörungen der Familienmitglieder, die körperlichen und seelischen Wunden reichen viel tiefer und bleiben für die Außenwelt lange Zeit oder für immer unsichtbar.

Die Scham der betroffenen Familien ist groß, das Familiengeheimnis wird bewahrt und gehütet, das Bild der heilen Familie muss nach außen hin bestehen bleiben, oft so lange, bis ein Familienmitglied aus diesem System ausbricht, da es dem psychischen und physischen Druck nicht mehr standhält, die Familie verlässt, zusammenbricht oder sich Hilfe von außen sucht.

Aber bis es dazu kommt, wird von allen Familienmitgliedern ein leidvoller Weg begangen, ohne dass ihnen bewusst ist, in welchem ungesunden Beziehungsgeflecht sie sich befinden und welches Abhängigkeitsverhältnis sie entwickeln.

In einem guten Familienleben hält man zusammen. Ist ein Mitglied krank, schwach oder nicht voll einsatzfähig, so steht ihm der Rest der Familie selbstverständlich hilfreich zur Seite.

Man kümmert sich umeinander, man unterstützt sich, ein natürliches Zusammengehörigkeitsgefühl ist vorhanden, man ist füreinander da. So oder ähnlich stellen wir uns in der Gesellschaft die funktionierende gutbürgerliche Familie vor.

Jedem von uns tut es gut zu wissen, geliebt zu werden, gebraucht zu werden, Menschen zu haben, die unsere Nähe wünschen, die uns schätzen und achten. Es tut ebenfalls gut, lieben zu können. Wir alle brauchen den Ort der Anerkennung, der Wertschätzung und der Geborgenheit, um unserem Leben einen Sinn geben zu können und uns wohlzufühlen.

Aus diesen Grundbedürfnissen heraus ist es auch nachzuvollziehen, dass die Alkoholkrankheit **alle Mitglieder einer Familie in Mitleidenschaft zieht,** sich alle auf ihre eigene Art und Weise mit der Problematik befassen, mithelfen wollen, um eine Veränderung und Besserung zu bewirken und so zwangsläufig in den Teufelskreis des Alkoholismus geraten.

Ich möchte im nächsten Schritt näher darauf eingehen, wie sich die Alkoholsucht zur Familienkrankheit entwickelt.

Auf die Frage, wann jemand alkoholgefährdet oder sogar abhängig ist, gibt es keine eindeutige Antwort. Die Krankheit entwickelt sich schleichend und über Jahre hinweg. Was wir aber wissen ist, dass ein Alkoholiker nicht einfach ein willensschwacher Mensch ist, der sich nur zusammenreißen müsste, um mit dem Trinken aufzuhören.

Ich werde in meinen weiteren Ausführungen der Einfachheit halber von dem Kranken in der männlichen und der Angehörigen in der weiblichen Form sprechen, um den Fluss meiner Worte nicht zu unterbrechen. Selbstverständlich sind die Rollen austauschbar.

Sucht heißt immer, keine Kontrolle mehr über sich und das Suchtmittel zu haben. Die Ursachen der Sucht sind sehr unterschiedlich und sollen hier auch nicht näher reflektiert werden. Alkoholismus ist mit Sicherheit nicht nur eine körperliche Krankheit, die mit Medikamenten zu heilen ist. Sie resultiert in den meisten Fällen aus seelischen Unzulänglichkeiten, die mit dem Suchtmittel Alkohol zugeschüttet werden. Die körperlichen Folgen zeigen sich oft erst nach Jahren des Missbrauchs.

Die Sucht verändert den ganzen Menschen; seine Art zu denken, zu fühlen und zu handeln. Er belügt sich und andere, er leidet unter starken Stimmungsschwankungen und ist mit sich und seiner Umwelt nicht im Einklang. Dadurch gibt er den nahestehenden Menschen die Schuld an seinem Trinkverhalten. Er leugnet jahrelang abhängig zu sein.

Erst wenn der Körper streikt, seine Familie auseinander zu brechen droht, seine (Ehe-) Frau ihn verlässt oder er seine Arbeit verliert, wenn also ein Druck auf ihm lastet, der ihm die Luft zum Atmen nimmt, ist er bereit, Hilfe von außen anzunehmen und sich einzugestehen, vom Alkohol abhängig zu sein. Erst jetzt zeigt er Bereitschaft, mit dem Trinken aufzuhören.

Immer wieder glauben der Kranke und die Familienangehörigen, besonders die Partnerin, dass sich alles zum Guten wenden werde, sobald der Alkohol nicht mehr zwischen ihrer Beziehung stehen wird.

Diese Annahme ist ein großer Irrtum. Die veränderten Handlungsweisen des Kranken verschwinden nicht einfach so, sein Körper erholt sich zwar, doch mit seinem Geist, mit seiner Seele, seiner Gefühlswelt muss er erst lernen, ehrlich und offen umzugehen.

Aber auch die Partnerin hat sich in ihrem gesamten Wesen im Laufe der Jahre verändert. Sie hat ihre Handlungsweisen ganz auf den Trinkenden eingestellt. So ist es ihr unmöglich, die Veränderung zum Guten und den Weg dorthin ohne fremde Hilfe mitzuvollziehen. Ihr ist zu diesem Zeitpunkt ja noch gar nicht bewusst, dass sie Anteile dieser Krankheit mitgetragen hat.

Viele Beziehungen scheitern erst, wenn der Süchtige nicht mehr trinkt. Es reicht bei weitem nicht aus, wenn sich in einer suchtbelasteten Familie nur der Kranke selbst verändert. Im Laufe des Zusammenlebens werden von den Mit-Betroffenen Denk- und Gefühlsstörungen entwickelt, die denen der alkoholkranken Person ähneln.

Besonders Frauen neigen dazu, an einer Partnerschaft festzuhalten, die für sie und die Kinder die Hölle ist. Sie sind dazu erzogen worden, die Helfende und Dienende zu sein, sich um andere zu kümmern, Bedürfnisse ihrer Familie in den Vordergrund zu stellen, an sich selbst zuletzt zu denken.

So ist es auch nicht verwunderlich, dass sie ihrem Mann bei seinen Alkoholproblemen zur Seite steht. Nach jedem gescheiterten Versuch, das Trinken ihres Mannes in den Griff zu bekommen, ändert sie ihre Strategie der Hilfeangebote. Diese reichen vom Mittrinken bis zum Wegschütten, von der Kontrolle bis zum Herausfinden der Verstecke, von Entschuldigungen beim Arbeitgeber bis zur Verleugnung vor Bekannten und Freunden. Sie regelt den gesamten Haushalt, versorgt die Kinder, sie managt alles, denn einer muss ja schließlich dafür sorgen, dass es irgendwie weitergeht. Sie glaubt, in Ausfallzeiten des Partners Vater und Mutter gleichzeitig sein zu müssen. Sie zeigt Stärke und Willenskraft und merkt nicht, wie sie sich ständig überfordert und sich immer mehr in die Alkoholkrankheit ihres Partners verstrickt. Ihre Gedankenwelt wird vom Teufel Alkohol in seinen vielfältigen Auswirkungen beherrscht.

Sie wird zur Märtyrerin und ist aber auch gleichzeitig Opfer. Je unberechenbarer die Verhältnisse werden, desto größer sind ihre Anstrengungen, alles in den Griff zu bekommen. **Mit Liebe, Ausdauer und Geduld muss es doch zu schaffen sein!**

Die Enttäuschungen und eigenen Schuldzuweisungen nach gescheiterten Hilfeversuchen lassen das Verständnis in Hass, Wut und Abneigung umschlagen. Genau wie der Süchtige befindet sie sich in einem ständigen Wechselbad ihrer Gefühle. Durch Kummer und Sorge um die Zukunft übertragen sich Leiden der Seele auch auf den Körper. **Sie wird wie der Betroffene selbst krank an Körper, Geist und Seele.** An diesem Punkt angekommen, erkennt sie, dass sie ihre Situation verändern muss. Nun ist sie auch bereit, sich anderen Menschen anzuvertrauen und Hilfe von außen anzunehmen.

Seit dem Ende der 70er Jahre wird die Partnerin auch in der professionellen Hilfe in die Beratungsgespräche einbezogen, doch immer noch nicht ausreichend genug. Hier ist die ehrenamtliche Hilfe schon ein ganzes Stück weiter. Betroffene und Mit-Betroffene haben das gleiche Recht auf Betreuung, werden von Anfang an gleichermaßen in das Hilfeangebot einbezogen.

Die Angehörige, die im Laufe der Jahre ein richtiges co-abhängiges Verhalten entwickelt, muss lernen, dass sie die Begleiterrolle des Drehbuchs »Alkoholismus« spielt. **Der Kranke agiert, die Co-Abhängige re-agiert.** Sie ist diejenige, die unbewusst und in guter Absicht die Sucht fördert, statt sie zu behindern.

Sie muss einsehen, dass übliche Verhaltensweisen der Verantwortungsübernahme bei Süchtigen nicht angebracht sind. Sie verhindert dadurch, dass der Kranke die Folgen seines Suchtverhaltens in vollem Ausmaße vor Augen hat und auch dafür einstehen muss. Vielleicht das erste Mal in ihrem Leben lernt sie durch die Erfahrung anderer Mit-Betroffener, an sich zu denken, ihre Bedürfnisse in den Mittelpunkt zu stellen, eigenes Verhalten zu überdenken und gegebenenfalls zu korrigieren. Ein hartes Stück Arbeit liegt vor ihr, schmerzliche Erkenntnisse müssen eingestanden werden; aber auch das Gefühl der Befreiung aus der Verantwortungsfalle lassen das Selbstwertgefühl wachsen.

Für beide kann dieser Weg der Selbsterkenntnis heilsam sein. In Toleranz, Verständnis und Geduld können sie ein gemeinsames Partnerschaftsgefühl in gegenseitiger Verantwortung, aber ohne Besitzansprüche entwickeln, nach dem Motto: **Ich gehöre zu dir, aber ich gehöre dir nicht.**

Am Tatort des Alkoholismus gibt es auch bestimmte Rollen für die Kinder. Sie sind die **unmittelbaren Opfer,** sie haben keine Chance, aus den Familienszenen auszusteigen. Sie können sich nicht trennen oder scheiden lassen! Jeder weiß, dass es Kindern aus suchtbelasteten Familien nicht gut geht. Doch wie tief die Verletzungen durch das Erlebte gehen, können wir nur ahnen. Die Auswirkungen auf das spätere Leben sind bei jedem Kind individuell verschieden. Auf jeden Fall werden die Gefühle der Kinder und Jugendlichen durcheinander gebracht und verletzt.

Wie weit halten erwachsene Kinder von suchtkranken Eltern an negativer Selbsteinschätzung und Denkweisen fest, wie lange brauchen Kinder, um Erlebtes aufzuarbeiten? **Sie haben das Recht auf Hilfe und wir die Pflicht,** ihnen die Möglichkeit und Hilfe zu verschaffen, damit sie ihre Probleme aufarbeiten können.

Die Schwierigkeiten für die Kinder sind nicht ausgestanden, wenn der alkoholabhängige Elternteil nicht mehr trinkt, die Eltern sich trennen oder scheiden lassen oder die erwachsenen Kinder das Haus verlassen. Wenn sie nicht die Gelegenheit bekommen, über ihren Kummer zu sprechen, werden sie bewusst oder unbewusst ein Leben lang darunter leiden. Unausgesprochene Wunden heilen nicht.

Was spielt sich in Kinderseelen aus suchtbelasteten Familien ab? Sie werden gezwungen, sich aktiv am Familiendrama zu beteiligen. Sie können sich den auftretenden Situationen nicht entziehen und müssen auf **beide** Elternteile reagieren. Sie erlernen im Laufe der Zeit Überlebenstechniken um funktionieren zu können. Ihr Leben ist vom unberechenbaren Verhalten der Eltern geprägt. Sie kennen keine Normalität, sie wissen nicht, was sie morgen erwartet, wie die Eltern im nächsten Moment reagieren. In Angst auslösenden Situationen erhalten sie oft keine Hilfe, da die Eltern genug mit sich selbst zu tun haben. So lernen sie, dass sie nicht ausdrükken dürfen, was sie fühlen, dass sie keine Rolle spielen und nichts wert sind. Auf sie wird keine Rücksicht genommen. Die älteren Kinder werden oft viel zu früh erwachsen, da sie Aufgaben übernehmen müssen, die nicht ihrem Alter entsprechen.

Sie fühlen sich oft nicht geliebt, nicht ernst genommen, überflüssig und von aller Welt verlassen und vergessen. Außerdem geben sie sich manchmal sogar Schuld an Streitereien und Auseinandersetzungen der Eltern, da sie von ihnen als Spielball benutzt werden. Für die mit-betroffene (Ehe-) Frau und Mutter wird besonders das älteste Kind zum »Partnerersatz«. Es wird mit Dingen belastet, die es noch nicht verarbeiten kann. Kinder sollen Partei ergreifen, obwohl sie doch beide Elternteile gleichermaßen lieben.

Als junge Erwachsene können sie sich dann oft nicht erklären, woher das Misstrauen anderen gegenüber kommt, warum sie sich ständig selbst überfordern, kontaktarm sind, kein Selbstwertgefühl besitzen. Daraus erklärt sich auch, dass Kinder aus suchtbelasteten Familien oft den Weg ihrer Eltern gehen **müssen,** also abhängig oder co-abhängig werden, vor allen Dingen dann, wenn sie keine Chance bekommen haben, ihre Vergangenheit aufzuarbeiten.

Aus dieser Erkenntnis heraus ist es für die Selbsthilfeverbände unumgänglich, auch unsere Kinder in den Gesundungsprozess mit einzubeziehen. Die Organisation der GuttemplerInnen z. B. bietet dazu Gelegenheit. Sie versuchen den ganzheitlichen Ansatz in ihrer Hilfe zur Selbsthilfe zu verwirklichen. Alle Hilfesuchenden sind gleich wichtig, werden gleichwertig behandelt und ernst genommen.

Viele von uns haben es schon erfahren. Die Krise »Sucht« ist für uns eine große Chance, unser Leben neu in die Hand zu nehmen, neu zu überdenken und gemeinsam mit allen Familienmitgliedern mit Hilfe von FreundInnen, SuchtkrankenhelferInnen und Gesprächsgruppen unsere Vergangenheit aufzuarbeiten, um uns neue Ziele zu stecken.

Wir sollten jede Gelegenheit nutzen, mit den Kindern ins Gespräch zu kommen, Fragen ehrlich zu beantworten, ihnen zuzuhören, Zeit für sie zu haben. Wenn es möglich ist, nehmen wir sie zu Veranstaltungen unseres Selbsthilfeverbandes mit, um ihnen zu zeigen, wo wir einen Teil unserer Freizeit verbringen. Wir zeigen ihnen, dass sie sich wieder auf uns verlassen und uns vertrauen können und dass unser bewusst alkoholfrei gestaltetes Leben nicht Verzicht bedeutet, sondern Gewinn und neue Lebensfreude zum Inhalt hat.

Durch unser Beispiel zeigen wir ihnen auch Richtungen für ihre eigene Lebensgestaltung auf. Scheinbar unüberwindliche Schwierigkeiten und Probleme in ihrer späteren Zukunft können durch Selbsterkenntnis, Mut, Stärke, eigenen Willen und Hilfe Gleichgesinnter gemeistert werden.

Durch die selbst erlebte Familienkrankheit Alkoholismus haben wir erfahren, wie schön und inhaltsreich ein alkoholfreies Leben unter neuen FreundInnen z. B. bei den GuttemplerInnen ist. Ich möchte es nicht mehr missen.

Ich wünsche allen Betroffenen, Mit-Betroffenen und vor allen Dingen den Kindern aus suchtbelasteten Familien, dass sie nach Überwindung ihrer Krisen gestärkt und als selbstbewusste, selbstverantwortliche Menschen ihren Weg gehen.

5. Der erste Kontakt

Die ehrenamtlichen HelferInnen der Abstinenz- und Selbsthilfeverbände sind neben den professionellen Kräften der Suchthilfe die Ersten, an die Menschen auf der Suche nach Hilfe für ihr Suchtproblem gelangen.

Bei den Gesprächen erfahren die HelferInnen in der Regel auch, ob der/die Hilfesuchende allein oder in einer Familie lebt. Somit haben sie auch die erste Chance, bei dem/der Betroffenen das Bewusstsein für die Belastung der gesamten Lebensgemeinschaft durch die Suchterkrankung zu schaffen.

Die HelferInnen sowohl von der Notwendigkeit zu überzeugen wie sie auf die Situation vorzubereiten, in der Hilfesuchende sich mit ihrer familiären Lage auseinander setzen müssen, ist der erste Schritt, das Angebot von Selbsthilfegruppen auf Kinder von Suchtkranken auszuweiten.

Ein Merkblatt, das Hilfesuchenden hierzu mitgegeben wird, kann dieses Angebot unterstreichen. Es sollte folgende Hinweise enthalten:

1. Bestärkung im Entschluss der Kontaktaufnahme

- Sie haben Ihrem Leben eine Wende gegeben
- Sie haben Ihr Suchtproblem erkannt
- Sie haben Unterstützung gesucht
- Sie haben positive Veränderungen an sich erfahren
- Sie sind auf dem richtigen Weg
- Nehmen Sie Ihre Kinder mit auf den Weg!?

2. Wecken von Einsicht (»Mein Kind hat was gemerkt!«)

Ihr Kind hat
- Ihren Rausch miterlebt
- Ihren Streit mitbekommen
- Ihre Stimmungsschwankungen ertragen
- Ihre Handlungen nicht begriffen
- Geborgenheit und Zuwendung vermisst
- Ihre Aufgaben übernommen
- Ihre Verantwortung übernommen
- Ihr Familiengeheimnis gehütet
- sich mitschuldig gefühlt
- keine Freundschaften gefunden

3. Beschreibung der Kinderbedürfnisse

Kinder brauchen
- Geborgenheit und Zuwendung
- Sicherheit und Vertrauen
- verlässliche Vorbilder
- Lob und Anerkennung
- Kindheit und Freunde

4. Beschreibung der Angebote der Selbsthilfegruppe für Kinder

Ein weiterer Schritt, den Angehörigen von Hilfesuchenden Hilfe anbieten zu können, ist es, ihre Kinder während der Beratungszeit oder des Gruppenabends zu betreuen, Zum einen entlastet es den/die Hilfesuchende/n bei der Suche nach einer Betreuung des Kindes in den Abendstunden, zum anderen bietet es den Kindern die Möglichkeit des Spiels und des Austauschs mit Gleichaltrigen. Und nicht zuletzt erleben die Kinder die Abwesenheit ihres Vaters und/oder ihrer Mutter dann nicht mehr als bloße Fortsetzung der früheren Abwesenheit aufgrund der Sucht. Sie wissen vielmehr, dass und wo sich die Eltern helfen lassen und haben Anteil an deren Gesundungsprozess.

Neben der Chance, dass durch das Angebot einer Kinderbetreuung beide Elternteile das Hilfeangebot wahrnehmen können, ist für Alleinerziehende mit kleineren Kindern ein Betreuungsangebot oft sehr wichtig, um überhaupt einen Zugang zum zumeist abends stattfindenden Angebot der Gruppen finden zu können.

Neben der Sicherstellung der Betreuung der Kinder während des Gruppenbesuchs ihrer Eltern(teile) ist es von Vorteil, die Kinder bewusst in die Aufarbeitung der Suchtproblematik einzubeziehen. Viele Eltern erzählen ihren Kindern nicht, dass und warum sie Hilfe suchen und Gruppen in Anspruch nehmen. Können die Kinder mitgebracht werden, löst sich dieses Tabu automatisch.

Notwendig ist hier – wie auch bei anderen Aufgaben für ehrenamtliche HelferInnen – eine begleitende Reflexion der Erfahrungen, eine Koordination der Aktivitäten in den Regionen und eine Integration in das allgemeine Hilfesystem. Es hat sich gezeigt, dass das Angebot der Kinderbetreuung in den Selbsthilfegruppen eine Diskussion in Gang setzt, die allein vielversprechend ist. Das Thema Kinder aus suchtbelasteten Lebensgemeinschaften – und die Erfahrungen und Kränkungen in der eigenen Kindheit – werden in den Gruppen aufgegriffen und angesprochen. Dies ist eine Bereicherung der Gruppenarbeit und bedingt einen wichtigen Zugang zu frühen Erfahrungen und Prägungen – womit hierdurch auch für die Eltern ein wesentliches und interessantes Element in der Aufarbeitung der eigenen Lebens- und Suchtgeschichte gefunden werden kann.

Nicht zuletzt scheint sich in Gruppen, in die Kinder mitgebracht werden, wodurch das Thema Kinder/Kindheit zur Sprache gebracht wird, sehr viel mehr Lebendigkeit und Beweglichkeit der Gruppenaktivität zu entwickeln – als eine Bereicherung der Selbsthilfegruppe und ihrer Attraktivität in der Öffentlichkeit.

6. Kinder aus suchtbelasteten Familien als Thema im Selbsthilfeverband

Wenn wir in diesem Zusammenhang über Folgen und Auswirkungen einer Suchterkrankung auf die Kinder sprechen, verstehen wir letztere in erster Linie als Opfer.

Es gibt jedoch in dem Netz »Familie« mehr Opfer. Ganz sicher sind die Kinder die wehrlosen und schwächsten, die eigentlich als Erste Hilfe zu gewärtigen hätten und doch bisher am wenigsten beachtet wurden. Aber letztlich waren auch die heute suchtkranken Eltern Kinder – geopferte Kinder, wie ihre Lebensgeschichten zeigen. Opfer, die erneut Opfer erzeugen. Opfer werden aber nicht automatisch durchs Erwachsenwerden zu TäterInnen.

Einem Kind suchtkranker Eltern bleibt Hilfe oftmals versagt, wenn die Verleugnung der Suchterkrankung durch die Eltern es einer Behandlung fernhält. Für dieses Kind, das nie weiß, was es erwartet, wenn es von der Schule nach Hause kommt, ist das Leben ein Zustand andauernder Angst.

KinderärztInnen vermuten einen Zusammenhang zwischen solcher Angst und kindlichen Magengeschwüren, ständiger Übelkeit, Schlafproblemen, Essstörungen und Hautkrankheiten.

Solange Suchterkrankungen gesellschaftlich moralisierend betrachtet werden, müssen suchtkranke Eltern bemüht sein, ihre Erkrankung zu verheimlichen, wodurch das betroffene Kind Hilfe oftmals erst von Außenstehenden erhalten kann, die es zudem noch in das Dilemma treibt, die Familiensolidarität »verraten« zu haben.

Hier werden Außenstehende – wie bei der Entdeckung von Gewalt gegen Kindern oder sexuellem Missbrauch – äußerst sensibel vorgehen müssen, um dem Kind trotz der familiären Solidarisierungsreaktion wirksam helfen zu können.

Ist der suchtkranke Elternteil wegen seiner Sucht bereits in therapeutischer Behandlung, reicht die Abstinenz häufig aus, um die in den meisten Fällen noch vorhandenen Selbstheilungskräfte zu mobilisieren.

Unabdingbare Voraussetzung bleibt aber, dass der Elternteil die Belastungen und das Leid des Kindes erkennt und annimmt.

Das Kind braucht eine seinem Entwicklungsstand angemessene Erklärung und Information bezüglich der Suchterkrankung – vor allem, wenn es bisher nur erfahren hat, der Elternteil sei »krank«. Eine Erkrankung, die mit Lallen, Torkeln, Aggressivität, Depressionen, u. U. Verwahrlosung einhergeht, ist für ein Kind nicht unter dessen Verständnis von »Krankheit« begreifbar.

Außerdem ist solch eine lakonische Erklärung wiederum eine Nichtbeachtung der Bedürfnisse des Kindes wie auch eine Überforderung, da es ja weiß, dass es auf Kranke Rücksicht nehmen muss. Wie soll es Rücksicht nehmen, wenn ihm selbst die Rücksichtnahme versagt bleibt?

Das Kind benötigt viel Zeit, sich während der ersten Abstinenzphase des Elternteils auf die veränderte Situation in der Familie einzustellen. Es muss seinen Platz als Kind in der Lebensgemeinschaft erst wieder finden, besonders wenn es vorher als Partnerersatz missbraucht wurde.

7. Sucht als Familienbelastung

Eine Suchterkrankung betrifft außer dem oder der Süchtigen immer auch die ihm bzw. ihr nahestehenden Menschen. Ist ein Elternteil suchtkrank, sind auch die Kinder betroffen. Für sie ist es unglaublich belastend, in einer Familie aufzuwachsen, in der der Vater oder die Mutter oder gar beide von Alkohol oder anderen Drogen abhängig sind. Diese Kinder lernen zu früh, sich wie Erwachsene benehmen zu müssen. Sie werden gezwungen, für die Familie Verantwortung zu übernehmen, obwohl sie dazu nicht in der Lage sein können, und sie müssen außerdem die Suchtkrankheit gegenüber der Umwelt geheimhalten.

Die Signale der Eltern sind schwer zu verstehen, besonders für kleine Kinder. Ein schwerer Konflikt entsteht. Alle lieben ihre Eltern, aber es ist unmöglich, ihr Verhalten zu akzeptieren. Für einige Kinder führt dies zu großen Problemen in der Schule oder im Umgang mit Freunden. Erstaunlich viele verstehen es dennoch, die Maske zu wahren. Niemand bekommt mit, wie es bei ihnen zu Hause aussieht.

Die Sucht verursacht zahlreiche Konflikte zwischen den Elternteilen. Kinder geraten dadurch oft in schwierige Situationen. Sie wollen sich nicht für die eine oder andere Seite entscheiden müssen, werden dazu aber oft gezwungen, oder sie finden sich in der Rolle als ausgleichende VermittlerInnen wieder.

Wie sehr dies das spätere Verhalten als Erwachsene beeinflusst, ist nur wenig erforscht. Beobachtet wird aber, dass viele Kinder aus Suchtfamilien später auch eine beschützende Rolle übernehmen und größere Schwierigkeiten haben, eine dauerhafte Beziehung zu führen.

Die Pubertät ist für viele Jugendliche eine ihre Gefühle aufwühlende Zeit. In einem Moment obenauf und glücklich, fließen im nächsten die Tränen. Der Übergang vom Kind zum erwachsenen Mann bzw. zur erwachsenen Frau erfordert ein einigermaßen stabiles Zuhause. Jugendliche, die ihr inneres Chaos ordnen müssen, sind spätestens jetzt völlig außerstande, sich auch noch um ihre Eltern kümmern zu können.

Außer den gefühlsmäßigen und manchmal psychischen Störungen, von denen die Kinder betroffen sind, sind Suchtfamilien häufig auch wirtschaftlich schwer angeschlagen. Der Alkohol hat Vorrang, wenn es um die Anschaffung neuer Kleidung oder gar eines Fahrrads für das Kind geht, sogar in wohlhabenden Familien. Dass Drogenabhängige Unsummen für ihren Konsum benötigen, ist gängiges Allgemeinwissen. Dass Alkoholabhängige ihre monatlichen Einkünfte ebenso fast vollständig für ihren Alkoholkonsum aufwenden (müssen), gerät leicht in Vergessenheit.

Begibt sich der suchtkranke Elternteil in therapeutische Behandlung, ändert sich nicht nur für ihn alles. Das gesamte Familiensystem erlebt einen vollständigen Wandel. Bisher eingeübte Verhaltensweisen werden überflüssig, sich in neue (und damit in die eigentlichen) Rollen als Kind einzuleben, gelingt nicht mehr so ohne weiteres.

Entdecken Suchtkranke im Laufe ihrer Behandlung ihre Familie wieder, ist dies mit ebenso vielen Problemen verbunden, wie wenn sie feststellen, dass ungelöste Partnerschaftskonflikte Teil ihres Suchtproblems sind, und verdrängte Entscheidungen nunmehr in einer Trennung vollzogen werden. Suchtkranke erleben im – oft schmerzhaften – therapeutischen Prozess, dass mit dem Beenden des Konsums sich kein Problem von selbst löst, dass aber das Aufhören die wichtigste Voraussetzung ist, um die Probleme überhaupt lösen zu können.

Die Beschäftigung mit dem eigenen Leben und die Bewältigung eines neuen, nüchternen Lebensabschnittes verleiten Suchtkranke oft dazu, die Kinder dabei auch wieder zu vergessen. Die Schutzbehauptung »Mein Kind hat nix gemerkt« hilft, sich aus der Verantwortung zu stehlen und vermeidet Tatsachen anzuerkennen. Sich den aus einer möglichen Bewältigung ergebenden neuen Konflikten zu stellen, ist für Suchtkranke, die soeben ihr halbes Leben umgekrempelt haben, nicht eben verlockend.

Das Verständnis von Sucht als Familienerkrankung erfordert gleichwohl, dass auch die Familie in den therapeutischen Prozess eingebunden wird. Eine Möglichkeit hierzu ist es, Suchterlebnisse aus Kindersicht verstehen zu lernen.

8. Thema für Gruppenabend: Nichts für Kinder

So lautet der Titel eines 38-minütigen Films, der 1994 als künstlerische Abschlussarbeit von Gruscha Rode entstand, und in dem die Regisseurin auch ihre eigene Betroffenheit verarbeitet.

Die hieraus hier wiedergegebenen Aussagen richten sich an ErzieherInnen und PädagogInnen, um die Verhaltensweisen der ihnen anvertrauten Kinder besser deuten und darauf angemessen reagieren zu können.

Und sie richten sich an Selbsthilfe- und Gesprächsgruppen von Suchtkranken, die sich dem Thema nähern wollen. Die alleinige, unbegleitete Vorführung des Filmes könnte durch dessen aufwühlende Emotionen Scham- und Schuldgefühle bei Suchtkranken wecken, die Abwehrreaktionen hervorrufen und eine persönliche Auseinandersetzung verhindern.

Den Einstieg in dieses für viele Suchtkranke heikle Thema soll dieses Kapitel erleichtern helfen, in dem es die einzelnen Zitate sachlich kommentiert und dadurch zur Diskussion anregt. Zur Veranschaulichung der aus ihrem Zusammenhang gerissenen Zitate ist die Vorführung des Filmes zu einem späteren Zeitpunkt immer noch empfehlenswert, wenn auch nicht unbedingt notwendig.

8.1 Filmbeschreibung

Der Film reiht Ausschnitte aus Interviews der Autorin mit Kindern, Jugendlichen und jungen Erwachsenen aneinander. Sieben Menschen berichten darüber, wie sie die Sucht ihres Elternteils erlebt haben, welche Gefühle sie bewegten, welche Szenen ihnen am lebhaftesten in Erinnerung geblieben sind. Auch die Zeit nach einer erfolgten Therapie wird gestreift.

Die Interviewerin und ihre Fragen tauchen dabei nie auf; sie sind hier nicht wichtig, denn die Antworten sprechen für sich. Um die Aussagen nachhallen zu lassen, werden die Interviewten gelegentlich in Standbildern eingefroren. Unterbrochen werden die Schilderungen durch Szenen, auf denen andere Jugendliche stumm, aber in Bewegung sind. Sie rennen, klettern, balancieren oder verstecken sich im Baum und unterstreichen die Interviewaussagen: wegrennen, sich verbergen wollen und dabei niemanden als Zuflucht haben.

Durch den Verzicht auf weißbekittelte »ExpertInnen«, die die durch diese Szenen geweckten Emotionen durch »fachliche Kommentare« womöglich zerredet hätten, gewinnt der Film an Tiefe. So unvermittelt, wie er beginnt, endet er: kein Vorspann, der hilft, es sich im Sessel bequem zu machen und sich gedanklich auf das Thema einzustimmen. Kein abschließender Kommentar, der hilft, der geweckten Gefühle Herr zu werden. Es bleibt der Eindruck: Sucht ist wirklich »nichts für Kinder«.

Das Unmittelbare dieses Films berührt die ZuschauerInnen. Um sie mit ihren Eindrücken nicht hilflos zurückzulassen, sollten sie mit Hilfe dieses Kapitels begleitet werden.

8.2 Aussagen im Film

Die Zitate, die hier kursiv wiedergegeben werden, erscheinen in der Reihenfolge des Filmverlaufs. Um Wiederholungen zu vermeiden, wurde versucht, das Besondere der jeweiligen Aussage herauszuarbeiten. Gleichwohl kommt es vor, dass sich Themenbereiche überschneiden können, wenn verschiedene der interviewten Jugendlichen die gleiche Beobachtung gemacht haben. Dies kann die betreffende Aussage jedoch nur bekräftigen.

1. Und das haben wir ja alles mitgekriegt.

Geschrei der Eltern, Streitigkeiten, Prügeleien, zitternde Hände: Kinder sind aufmerksame BeobachterInnen. Störungen im Familienleben werden wahrgenommen. *(Da lag ein Stuhl im Flur, den muss jemand da hin geworfen haben, dachte ich.)* Es beschäftigt sie und macht sie wachsam auf das folgende Geschehen. *(Der Tag fing schon bedrückend an, wenn die Kaffeetasse in der Hand zitterte.)* Auch dass die vertrauten Menschen plötzlich und unangenehm verändert sind, fällt auf: Er saß da und war weg – *Dann hat er so Schildkrötenaugen und ein blödes Grinsen drauf, wo man merkt, es kommt nichts mehr so richtig durch.*

2. Die ganze Zeit war irgendwie bedrückend.

Während in der ersten Aussage einzelne Momente erinnert werden, sozusagen die »Glanzlichter« der Suchtkarriere, wird hier die fassungslose Ohnmacht gegenüber der gesamten belasteten Kindheit ausgedrückt. Die Unfähigkeit, alle einzelnen Momente aufzählen zu können, gipfelt in dieser resignierenden Erkenntnis. Janet Woititz beschreibt mit ihrem Buchtitel »Um die Kindheit betrogen« treffend diese Aussage.

3. Er wollte mich immer drücken. Also, wenn er getrunken hat, dann wollte ich das nicht so.

Das Kind hat gemerkt, dass dieses Kuscheln, Streicheln, die Zärtlichkeit nicht dem natürlichen Verhalten des Vaters, Nähe herzustellen, entspringt, sondern durch den Alkoholkonsum hervorgerufen wurde. Dem Kind ist die Annäherung des Vaters unangenehm, obwohl es Nähe braucht und sie gern hat. Es spürt, dass der Vater eine Grenze überschreitet. In diesem Bereich der Grenzüberschreitungen ist auch sexueller Missbrauch möglich.

4. Dann ist da bei ihm so 'ne Strähne ins Gesicht gefallen. Und da dachte ich immer: Oh, jetzt ist es soweit. Weil vorher war halt alles geordnet.

Hier ist die Veränderung für das Kind gleichzeitig ein Alarmsignal. Erhöhte Wachsamkeit wird von ihm verlangt, sein eigenes Verhalten auf die veränderte Situation einzustellen: jetzt bloß nicht auffallen. Ab diesem Moment kann es sich nicht mehr auf sich selbst und seine eigenen Bedürfnisse konzentrieren, sondern ordnet diese der »Alarmsituation« unter.

5. Meine Eltern, die dachten gar nicht mehr, dass wir noch da sind.

Hier stehen die Kinder allein gelassen und fühlen sich wie von den Eltern vergessen. Die Eltern sind in der Situation nicht für sie da, weil sie zu sehr mit sich selbst beschäftigt sind. Trost müssen die Geschwister einander gewähren. Die Kinder werden gezwungen, sehr früh Verantwortung zu übernehmen, ohne die dazu nötige Reife zu besitzen.

6. …dass ich manchmal die Kneipe aufmachen musste. Da bestand überhaupt nie die Frage oder die Idee »nein« zu sagen.

Die Tochter übernimmt zeitweise nicht nur die berufliche Verantwortung des Vaters, sondern auch die für die gesamte wirtschaftliche Existenz der Familie, was sie selbst später noch für selbstverständlich hält.

7. Ich war nicht in der Lage, das Tabu zu brechen.

Der Sohn übernimmt nicht nur die Verantwortung für die Situation, die er sich zu erklären versucht (Probleme zwischen dem Vater und den Großeltern lassen den Vater trinken), sondern sogar für deren Klärung. Dass er nicht in der Lage war, das Schweigen der Familie zu brechen, weist er sich als Schuld zu. Mit dieser Überforderung, von der die anderen Familienmitglieder nicht einmal etwas ahnen, ist er hilflos alleingelassen.

8. Ich hab' immer Angst gehabt, die merken, dass das gar nicht so natürlich ist.

Dass mit der Familie etwas nicht in Ordnung ist, wissen die Kinder; auch dass womöglich niemand in der Familie darüber spricht. So sehen sie sich gezwungen, dieses Familiengeheimnis auch nach außen hin zu wahren. Der Sohn, dem der aufdringliche Humor seines Vaters gegenüber seinen Freunden unangenehm ist, möchte nicht, dass diese den Grund dafür erfahren. Er muss ständig auf der Hut sein, seine Freunde nötigenfalls vor dem Vater abschirmen.

9. Einerseits war's mir peinlich, wenn mal jemand meinen Vater so gesehen hat. Aber andererseits war ich stolz – er ist ja mein Vater.

Dieses Motiv taucht immer wieder auf. Die ersten und für lange Zeit einzigen Bezugspersonen des Kindes liebt und achtet es. Dass es Situationen gibt, in denen die Eltern Anlass zu Zweifeln bieten, verstört es. Dann ist es hin- und hergerissen zwischen Liebe und Hass.

10. Meine Freunde waren nie bei uns in der Wohnung. Wir haben auch nie Geburtstag gefeiert. Ich wollte das nicht, dass meine Freunde das so mitbekommen.

Voller Schamgefühl wird die häusliche Situation vor den Freunden verborgen gehalten. Das Kind beschränkt seine sozialen Kontakte auf außerhäusliche Gelegenheiten. Dabei kommt es häufig auch in Erklärungsnot, wenn es begründen soll, warum z.B. bei ihm nie Geburtstag gefeiert wird. Diese Beschränkungen behindern eine kontinuierliche Entwicklung seiner sozialen Kontakte.

11. Irgendwann kommt mal einer und sagt: Lässt du deine Mutter stockbesoffen in der Gegend rumlaufen?

Die schon beschriebene Übernahme von Verantwortung verbindet sich hier mit dem Schamgefühl. Das Kind versucht die Mutter vor der Öffentlichkeit zu verbergen, in dem es die Einkäufe und Verrichtungen für sie erledigt. Die elterliche Fürsorge wird ins Gegenteil verkehrt; das Kind fühlt sich für die Mutter und deren sozialem Erscheinungsbild verantwortlich. Es betreut die Mutter regelrecht und schützt sie vor gesellschaftlicher Ächtung.

12. Ich war so stolz, dass wir (meine Freundin und ich) mal was zusammen unternommen haben... und dann saß ich die ganze Zeit wie auf Kohlen... und war froh, als sie dann gegangen ist.

Das langersehnte Zusammensein mit einer Freundin in der elterlichen Wohnung kann von dem Kind nicht genossen werden. Ständig ist es mit einem Ohr dabei, die häusliche Situation zu überwachen und kann sich nicht auf die Freundin einlassen. Es kann nicht auf seine eigenen Bedürfnisse eingehen. Die eigentliche Situation, Freude und Spaß gemeinsam mit der Freundin erleben zu wollen, verkehrt sich in ihr Gegenteil und wird als belastend empfunden. Der Mut, der nötig gewesen ist, die Freundin zu sich nach Hause einzuladen (siehe unter 10), wird hier nicht belohnt. Vermutlich hat das Kind es nicht wieder probiert.

13. Anstatt dass er sich mit meiner Mutter auseinandergesetzt hat, hat er sich halt mit mir darüber auseinandergesetzt – auch über Probleme, die er in der Ehe hatte. Und andersrum hat's meine Mutter mit mir auch gemacht.

Die Unfähigkeit der Ehepartner miteinander über ihre Probleme zu sprechen, veranlasst beide Elternteile, das Kind als Partnerersatz zu benutzen. Das Kind ist in dieser Rolle überfordert, kann diese Überforderung aber nicht deutlich machen. Das damit auch verbundene Gefühl der Anerkennung, von den Eltern als gleichwertiger Ansprechpartner betrachtet zu werden, überdeckt die Überforderung und lässt das Kind die vermeintliche Vermittlerrolle annehmen.

14. Das ist so eine schizophrene Abhängigkeit, weil seine Eltern die liebt man doch.

Das Kind spricht die Zerrissenheit, die Widersprüche, in denen es steckt, deutlich an. Gleichzeitig wird die Hilflosigkeit spürbar, an dieser Situation nichts ändern zu können. Es fühlt sich wie ein Pingpongball.

15. Man will von ihnen auch geliebt werden, und so habe ich auch ständig versucht, den Erwartungen zu entsprechen.

Die ständige Anspannung, anderen Erwartungen zu entsprechen, lässt den eigenen Bedürfnissen, die das Kind spürt, kaum eine Gelegenheit zur Äußerung. Das Kind weiß, dass es die erwünschte liebevolle (nicht materielle) Zuwendung der Eltern nicht einfach so bekommen kann, sondern dass es dafür etwas leisten muss. Dies ist seinem Alter unangemessen und überfordert es.

16. Ich hab ihn immer aus der Kneipe rausgeholt. Meine Mutter (im Auto) ***hat gesagt, ich soll ihm gegen's Schienbein treten, dass er jetzt kommt, aber das hab' ich nicht gemacht.***

Das Kind ist hier nicht nur Vermittler, sondern wird sogar von der Mutter dazu eingesetzt, den Vater zu maßregeln, was ihr selbst vermutlich nicht gelingen würde. Es wird als Puffer verwendet, um die vermutlich aggressive Reaktion des Vaters gegenüber der Mutter abzufangen.

17. Ich dachte, na gut, du bist Kind und der Rest ist erwachsen, und Erwachsene haben mehr zu sagen.

Das Resignieren vor der Familiensituation führt zur selbstschützenden Behauptung, Kind zu sein, und darauf zu vertrauen, dass die Erwachsenen es schon richten werden.

18. Ich wusste nicht, was ich vielleicht falsch mache.

Das Kind stellt sich selbst in Zweifel, weil es nicht weiß, inwieweit es selbst für die Gesamtsituation verantwortlich ist, aber gleichzeitig erkennt, dass es zur Situation seinen Teil beiträgt.

19. Aus Frust habe ich gegessen.

Das vermeintliche Entziehen aus der Familie führt zu eigenem Suchtverhalten. Es wiederholt die Suchtsituation.

20. Ich hab immer Angst (um den Vater) ***gehabt, dass da was passiert, wenn ich nicht da bin. Manchmal habe ich mich übergeben, vor lauter Angst.***

Das eigene Erleben ist völlig auf die Familie konzentriert. Die Verantwortung geht nahtlos in das Gefühl über, alles unter Kontrolle haben zu müssen. Dem steht die immer wieder auftretende Unberechenbarkeit gegenüber.

21. Und dann habe ich mir gedacht: Ich bin nicht mehr da, um eure Probleme zu lösen.

Bei Jugendlichen entsteht dann häufig der Wunsch sich zu lösen und zu distanzieren. Sie erlauben es sich erstmals ihr eigenes Ich in den Vordergrund zu stellen. Trotzdem können sie die Verantwortung für die familiäre Situation nicht ablegen.

22. Ich find', das ist jetzt besser geworden mit ihm, ohne Alkohol.

Hier wird ausgedrückt, dass die Veränderung des Abhängigen wahrgenommen wurde, aber dem Frieden noch nicht recht getraut wird. Es wird nicht vom Vater als Bezugsperson gesprochen, sondern wie über einen fremden Menschen.

23. Jetzt unternehmen wir mehr. Früher wollte er mehr im Bett liegen.

Es wird eine Veränderung wahrgenommen, aber nur oberflächlich und nicht emotional.

24. (Über die erneute Heirat) ***Das hat mich auch ganz schön verletzt, da mein Vater mir früher versprochen hat, dass er nicht mehr heiraten wird.*** (Bei der Hochzeit, zur Frage, ob jemand Einwände hat) ***Da konnte ich nichts sagen, weil ich gesehen hab', wie glücklich mein Vater jetzt ist. Und ich wollte nicht, dass er wieder unglücklich ist.***

Die scheinbar positive Entwicklung des Abhängigen wird auch jetzt noch über die eigenen Empfindungen und Bedürfnisse gestellt. Das Kind fühlt sich dafür verantwortlich, die neue Situation nicht mit den eigenen Gefühlen zu belasten.

25. (Über die eigene Tochter) ***Du weißt, wie sie sich fühlt, und dass das nicht richtig ist. Ich wollte das anders machen mit meiner Tochter.***

Die »Seelenverwandtschaft« zur Tochter wird sehr drastisch klar und führt zur Erkenntnis, dass vergangene Erlebnisse noch nicht verarbeitet sind.

26. Was hast du falsch gemacht, warum ist das überhaupt passiert? Man überlegt sich immer solche Sachen.

Ständiger Selbstzweifel nagt am Kind, inwieweit nicht doch eine eigene Verantwortung für die gesamte Situation vorliegt. Es dauert sehr lange zu akzeptieren, dass viele Dinge zur Gesamtsituation beigetragen haben.

lich, was ihm im Vergleich mit Gleichaltrigen entgangen ist, zum anderen kommt unterschwellig die Wut, die jeder Trauer innewohnt, nun auch keinen Adressaten für die erlittene Ungerechtigkeit verantwortlich machen zu können, hervor. Werden diese latenten Aggressionen nicht verarbeitet, können sie das weitere Leben erheblich belasten.

8.3 Hilfen für die Gruppenarbeit

1. Vor der Filmvorführung

Der Film »Nichts für Kinder« sollte erst nach einer inhaltlichen Vorbereitung der Gruppe vorgeführt werden.

Je nach Zielgruppe werden unterschiedliche Herangehensweisen nötig sein:

- Menschen in (sozial-) pädagogischen Berufen, die sich zur eigenen Weiterbildung über die Thematik schulen wollen, sollten zuvor über Sucht, Suchtvorbeugung und besonders über Alkoholismus informiert sein.
- Menschen in pädagogischen Berufen, die den Film im Unterricht verwenden wollen, sollten zuvor Zeit auf die Erklärungsmodelle von Sucht, und dabei besonders Alkoholismus, verwendet haben.
  Sie müssen sich der Situation bewusst sein, dass die im Film geschilderten Situationen von einigen ihrer SchülerInnen real erlebt werden. Sensibilität im Umgang mit der Thematik wird als unabdingbar vorausgesetzt.
- Bei Menschen in Sucht-Selbsthilfegruppen, die die Thematik behandeln wollen, ist unbedingte Voraussetzung, dass der/die GesprächsgruppenleiterIn selbst bereit ist, sich mit der Thematik (auch im Bezug auf die eigene Person) zu beschäftigen und sich eingehend auf das Gruppengespräch vorbereitet.
  Danach sollten sie zunächst erkunden, ob und wann die Bereitschaft der GruppenteilnehmerInnen besteht, sich der Frage zu stellen.
  Um ein Gruppengespräch zu beginnen, könnten folgende Fragestellungen geeignet sein: »Was hat mein Kind gemerkt?« »Wer hat meine Sucht zum Thema in der Familie gemacht?« »Wann habe ich mit meinem Kind über meine

Sucht gesprochen?« »Was weiß ich über die Auseinandersetzung meiner Kinder mit meiner Sucht?«

- Kinder und Jugendliche mit eigenen Erfahrungen einer Suchtfamilie können diese durch Theater-Rollenspiele bearbeiten, in denen vorgegebene Situationen, die auch im Film zur Sprache kommen, umgesetzt werden (z. B. Freunde nicht nach Haus einladen können oder den Vater aus der Kneipe holen).

Für die Vorführung und Nachbereitung des Filmes werden mindestens zwei, besser drei, GesprächsleiterInnen benötigt. Zum einen, um weiter in Kleingruppen arbeiten, zum anderen um entstehenden Bedürfnissen nach Einzelgesprächen begegnen zu können.

Sind die GruppenteilnehmerInnen entsprechend vorbereitet, sollten vor der Vorführung des Filmes dessen Inhalt und die Dauer (38 Minuten) kurz beschrieben werden, damit die ZuschauerInnen eine Vorstellung dessen bekommen, was sie erwartet.

2. Nach der Filmvorführung

Mit Sicherheit wird der Film die ZuschauerInnen betroffen machen. Die Zeit, die nötig ist, um sich wieder fassen zu können, muss der Gruppe gewährt werden. Das Schweigen muss nicht peinlich sein, sondern ist erlaubt.

Um die Anspannung zu lösen, sollten zunächst alle GruppenteilnehmerInnen Gelegenheit erhalten, in einem »Blitzlicht« ihre aktuellen Empfindungen und Gedanken äußern zu können.

Um nicht in dem Stadium des Jammers – *»Das ist ja alles ganz schrecklich«* – zu verharren, ist es wichtig, das Gespräch in eine positive, lösungsorientierte Richtung zu führen. Das bedeutet z. B. den systemischen Aspekt der Suchterkrankung zu betonen, damit nicht einzelne GruppenteilnehmerInnen ihre Familienrolle als alleinverantwortlich verstehen und sich dadurch mit Schuldgefühlen belasten bzw. dem Betroffenen die alleinige Verantwortung zuweisen.

Hilfreich ist es hierzu, das Gespräch zunächst auf eigene Kindheitserlebnisse zu lenken, bevor über die Situation der eigenen Kinder nachgedacht wird. Dadurch, dass sich die GesprächsteilnehmerInnen in Filmsituationen wiedererkannt haben, ihre »Opferrolle« verdeutlicht wurde, vermögen sie es leichter, sich in die Lage ihrer eigenen Kinder zu versetzen. Die Erkenntnis, dass sich die Familiengeschichte womöglich wiederholt, schützt vor Schuldzuweisungen und Selbstvorwürfen, soll aber auch verdeutlichen, dass der/die Suchtkranke die Chance hat, diesen Kreislauf zu unterbrechen.

Aus dem Blitzlicht haben sich u. U. mögliche Themenschwerpunkte ergeben, die ggf. in Kleingruppen vertieft werden können (z. B. geschlechtsspezifisch: Vater bzw. Mutter alkoholkrank; familienhierarchisch: Großeltern, Eltern oder Geschwister alkoholkrank). Zum Abschluss sollte auf die vorhandenen Hilfeangebote hingewiesen werden.

9. Tipps zur Gesprächsführung

Die Hilfeangebote für Kinder und Jugendliche bringen es mit sich, dass HelferInnen sich auf ihre GesprächspartnerInnen besonders einstellen und vorbereiten müssen. Unabhängig von der Zielgruppe ist die Beachtung folgender Voraussetzungen für ein angenehmes Gesprächsklima sehr förderlich.

1. Äußere Bedingungen

- heller, freundlicher Raum mit warmem Licht und Pflanzen
- Störungen durch Telefonklingeln, andere BesucherInnen verhindern
- bequeme Sitzmöbel, deren Anordnung einen Verhör-Eindruck verhindert
- vorher vereinbarter Zeitrahmen, um störenden Abbruch zu vermeiden

2. Person, die das Gespräch führt

- muss Zuwendung und Wertschätzung zeigen
- muss aktiv zuhören können
- muss echt, glaubwürdig und ehrlich bleiben
- muss die Problematik ernstnehmen, Verständnis aufbringen
- muss Einfühlungsvermögen besitzen

3. Das Gespräch

- die/der Hilfesuchende steht im Mittelpunkt
- Hinterfragen, Rückfragen, Verständnisfragen helfen das Problem zu beschreiben
- keine Erteilung von Ratschlägen – *»Ratschläge können auch Schläge sein«*
- statt allgemeiner »man«-Botschaften nur Ich-Botschaften verwenden
- Gefühle zulassen, dabei neutral bleiben und sich nicht in die Enge treiben lassen
- erklärte Schweigepflicht

4. Die mögliche Lösung

- Problembewusstsein schaffen
- Zwischenbilanz ziehen
- gemeinsam Wege suchen und aufzeigen, bewusst machen, dass es mehrere Lösungen geben kann
- Hilfemöglichkeiten aufzeigen
- weitere Gesprächsmöglichkeiten anbieten
- Möglichkeiten anbieten für regelmäßige Gruppengespräche

9.1 Besonderheiten im Gespräch mit Kindern trinkender Eltern

- unbedingt ernst nehmen
- Zeitrahmen (Gespräche sind oft kürzer – max. 45 Min. – dafür intensiver)
- andere, kindgerechte Raumatmosphäre (wohlfühlen statt einschüchtern)
- kindgerechte Angebote als Hilfe um sich auszudrücken (Knetwachs, Malstifte, Papier) und Getränke können die Hände beschäftigen, während der Kopf arbeitet
- natürliche Fröhlichkeit und Gelassenheit ausstrahlen
- die Eltern wertschätzen, sie dürfen nicht schlecht gemacht werden
- eine dem Kind angemessene Sprache verwenden (z. B. keine Fachausdrücke)
- Kindern, die sich schuldig fühlen, vermitteln, dass die Verantwortung nicht bei ihnen, sondern bei ihren Eltern liegt
- Gefühlsaussagen, auch Ausbrüche, zulassen
- manche Kinder müssen erst Vertrauen fassen, bevor sie sich wirklich öffnen
- manchmal entspricht das Gesagte nicht der Realität (dieses nicht bewerten, sondern als erlebtes Gefühl annehmen)
- Hilfemöglichkeiten aufzeigen, Begleitung anbieten (zu anderen Hilfeeinrichtungen oder Behörden)

Im Gegensatz zu Erwachsenen haben Kinder nicht die Möglichkeit, eigenständig über ihr Leben zu entscheiden. Sie sind von ihren Eltern abhängig, lieben diese und sehnen sich nach Zuwendung von ihnen. Oft ist es einfach nur gut, über die Ängste, Probleme, Sehnsüchte, Hass, Hoffnungen sprechen zu können, die Last für eine Zeitloszuwerden, Energie und Mut zu tanken in dem guten Wissen, dass es auch noch andere Lösungen gibt. Sollte die Situation des Kindes aber Maßnahmen erfordern, die weiter greifen (z. B. das Kind will nicht mehr mit den Eltern zusammenleben), so braucht es besonders dringend Begleitung und seelische Unterstützung, zumal ihm diese Entscheidung sicher nicht leicht gefallen ist.

9.2 Besonderheiten im Gespräch mit jugendlichen Kindern trinkender Eltern

- Sprache der/dem Jugendlichen angemessen verwenden (z. B. keine Fachbegriffe, aber auch keinen anbiedernden Slang)
- unbedingt ernst nehmen
- natürlich mit ihnen umgehen
- Gelassenheit und Sicherheit ausstrahlen
- erzählen lassen ohne Wertung
- sich nicht provozieren lassen
- Hilfe zur Selbsthilfe geben, d. h. die Person des/der Jugendlichen in den Mittelpunkt rücken (es ist nicht Aufgabe des/der Jugendlichen, die Eltern trockenzulegen)
- Begleitung anbieten (zu anderen Institutionen)
- Verhaltenstipps anbieten zur Selbsthilfe
- eventuell für die Eltern Hilfe-/Info-Material mitgeben (kann zu Hause offen liegen gelassen werden; Eltern müssen jedoch selbst den ersten Schritt tun)

9.3 Tipps für Eltern, die mit ihren Kindern ins Gespräch kommen möchten

- Die freiwillige Basis ist unverzichtbare Voraussetzung
- Akzeptiere, dass dein Kind das Gespräch auch ablehnen könnte
- Melde deinen Geprächswunsch an, räume Bedenkzeit ein
- Kündige eventuell den Wunsch in einem Brief an
- Nimm dir genügend Zeit, vereinbare einen Zeitrahmen
- Weise auf fachliche Hilfemöglichkeiten hin wie Familientherapie, Erziehungsberatungsstelle
- Beziehe eventuell eine neutrale Person ein
- Nimm Familienfotos zur Hilfe, um das Gespräch zu fördern
- Nimm eventuell ein Buch oder einen aktuellen Anlass zur Hilfe, um ins Gespräch zu kommen

9.4 Tipps für Kinder, die mit ihren Eltern ins Gespräch kommen möchten

- Melde dein Bedürfnis nach einem Gespräch an; falle nicht mit der Tür ins Haus – für deine Eltern kommt der Wunsch vielleicht überraschend
- Verabrede einen Termin, an dem alle Zeit und Ruhe haben
- Rechne mit der Abwehr deiner Eltern, denn sie könnten dir gegenüber Schuldgefühle haben
- Lasse dich von der ersten Reaktion deiner Eltern nicht enttäuschen, halte aber an deinem Wunsch fest – du hast ein Recht darauf, ernst genommen zu werden
- Bemühe dich in deinem Gespräch Anschuldigungen zu vermeiden, sprich aber trotzdem von deinen Gefühlen und Verletzungen
- Überlege dir genau, was du deinen Eltern sagen willst – du kannst es vorher mit einer Person deines Vertrauens üben
- Du kannst eine Beratungsstelle um Hilfe und Unterstützung bitten

10. Betreuung von Kindern aus suchtbelasteten Lebensgemeinschaften

Die Individualität jedes einzelnen Menschen und die einzigartige Situation, in der er sich befindet, stellen die zentralen Ausgangspunkte für unsere Überlegungen dar. Diese Orientierung deckt sich mit den Rechtsansprüchen, die für die Hilfesuchenden im Kinder- und Jugendhilfegesetz (KJHG) verankert sind.

Damit verbieten sich in der Regel standardisierte Lösungen. Wir verstehen uns als PartnerInnen der HilfeempfängerInnen. Unter Einbeziehung der beratenden und vermittelnden Funktion des öffentlichen Trägers, wollen wir das Spektrum der Maßnahme des gesetzlich gesicherten Wunsch- und Wahlrechts der HilfeempfängerInnen erweitern. Es sollen ihnen die Hilfeformen gewährt werden, die ihrer Problematik gerecht werden, damit sie sobald wie möglich wieder ohne Hilfe leben können.

Unser besonderes Anliegen besteht darin, die organisatorischen Grundvoraussetzungen dafür zu schaffen, alle notwendigen Hilfeformen anzubieten. Wenn es der Einzelfall erfordert, ist es hierdurch möglich, verschiedene Hilfen parallel zueinander anzubieten, z. B. die gleichzeitige Hilfestellung für ein Kind und die Beratung einer Familie.

- Wir bieten die im Einzelfall jeweils notwendige Hilfeart und den notwendigen Hilfeumfang an.
- Wenn eine andere Hilfeart oder ein anderer Hilfeumfang durch die individuelle Entwicklung des Kindes notwendig wird, entwickeln wir eine, auf die neue Situation und deren Erfordernisse bezogene Hilfestellung.

Es hat sich also nicht das Kind an die in einer bestehenden Einrichtung gegebenen Hilfeangebote anzupassen. Vielmehr gilt es Settings zu schaffen, die der individuellen Problematik des/der Einzelnen gerecht werden.

Wir definieren die Probleme der Kinder nicht als Krankheit oder ausschließlich als Ergebnis einer defizitären Sozialisation. Im Gegensatz hierzu begreifen wir die Problemlagen der Kinder als unausgeglichene Balance zwischen den ihnen verfügbaren Strategien der Lebensbewältigung und den Anforderungen der Lebenswelt.

Vernünftiges Handeln kann heute nicht mehr ausschließlich aus fest definierten Normen abgeleitet werden, sondern muss in kommunikativer Verständigung erst erschlossen werden.

Dies bedeutet, dass Kinder – so wie alle Hilfesuchenden – dort abzuholen sind, wo sie sich befinden. Hieraus ziehen wir den Schluss, dass sich ein zu erstellender Hilfeplan nicht nur auf die Kinder selbst beziehen darf, sondern auch deren Lebenswelt und den Kontext des Gemeindewesens, in dem sie leben, mit einbeziehen muss.

Dieser Anspruch, den Hilfesuchenden in seinem Umfeld, seiner individuellen und sich auch verändernden Problematik entsprechend fachlich zu begleiten, bedarf einer hohen Flexibilität. Hilfen, die sich am Einzelfall und an Entwicklungsprozessen orientieren, dürfen nicht starr sein und bleiben.

Oberstes Ziel des Hilfeplanes sollte es sein, dem Kind ein Feld zu ermöglichen, in dem es sich – seinen Fähigkeiten und Fertigkeiten entsprechend – mit all seinen Stärken und Schwächen erleben, d. h. wahrnehmen, kennen und einschätzen lernen kann. Dieses Lernen im und am Leben sollte bevorzugt lebensweltorientiert alle Möglichkeiten mit einbeziehen, die das kommunikative Umfeld bietet.

Für das Lernen im und am Leben sollten zunächst diejenigen Möglichkeiten genutzt werden, die das kommunikative Umfeld bietet. Es kann sich dabei auch herausstellen, dass dieses Lebensumfeld verlassen werden muss, weil es entwicklungsschädigende Faktoren enthält, denen das Kind (noch) nicht gewachsen ist.

Das bedeutet jedoch nicht in jedem Fall, dass das Kind wieder in dieses Umfeld zurückkehren muss. Im Einzelfall kann es auch notwendig sein, dass sich der junge Mensch ein eigenes Lebensumfeld aufbaut, das stärker den neuen Erfahrungen entspricht, die er in der Zwischenzeit machen konnte. Ressourcen für neue Erfahrungen können immer nur Menschen sein, die für einen kommunikativen Prozess mit dem jungen Menschen und dessen Umfeld offen sind. Starre Konzepte und traditionell strukturierte Institutionen stehen dem eher im Weg. Solche Flexibilität kann nur durch Menschen ermöglicht werden, die – unter fachlicher Supervision – dazu in der Lage sind, spontan und »erwachsen« in einem kommunikativen Gesamtprozess zu agieren und zu reagieren.

Es gibt Reihen von Möglichkeiten für die Betreuung von Kindern aus suchtbelasteten Lebensgemeinschaften.

10.1 Tipps für die Praxis

Diese praktischen Hilfestellungen sollen Menschen motivieren, zusätzlich zu einem bestehenden Gesprächsgruppen-/ Beratungsangebot die Kinder von Hilfesuchenden zu betreuen.

Allein erziehende Hilfesuchende können oft wegen der Kinder die Hilfeangebote nicht wahrnehmen. Bei gemeinsam Erziehenden bleibt oft der Partner, die Partnerin zu Hause, um sich um die Kinder zu kümmern, während der Hilfesuchende das Hilfeangebot wahrnimmt. Oft ist es aber wichtig, dass die Betroffenen die Möglichkeit erhalten, gemeinsam mit ihren PartnerInnen an den Gesprächen teilzunehmen. Wegen der Versorgung der Kinder ist dies oft nicht möglich.

Hier sind die Selbsthilfegruppen gefordert, für eine geeignete Kinderbetreuung zu sorgen. Dieses Angebot muss dann auch öffentlich bekannt gemacht werden, um angenommen werden zu können – eigentlich eine Selbstverständlichkeit, die aber von vielen Selbsthilfegruppen nicht genutzt wird.

Dann ist es notwendig, sich auf die Zielgruppe einzustellen: Werden Eltern ihre Kinder mitbringen, wenn sich die Gruppe weiterhin wie bisher ab 20 Uhr trifft? Warum also nicht einen anderen Zeitpunkt wählen? Viele Menschen sind durch ihren Beruf sogar eher in der Lage, eine Gruppe am Vormittag oder am Nachmittag zu besuchen als am Abend.

Kinder sind neugierig und wollen wissen, wohin ihre Eltern gehen und was sie dort tun. Bei einer fremden Betreuung fühlen sie sich manchmal abgeschoben.

Nun gilt es, die geeigneten BetreuerInnen zu finden. Die Selbsthilfegruppe soll sich mit dieser Aufgabe schließlich nicht überfordern. Nicht immer müssen die BetreuerInnen aus den eigenen Reihen gefunden werden. Die Zusammenarbeit mit anderen Gruppen des eigenen oder sogar anderer Verbände drängt sich hier förmlich auf. In einigen Städten gibt es bereits Freiwilligen-Börsen, in denen Organisationen und ehrenamtlich Tätige zueinander finden können.

Wichtig bleibt, dass nicht der bisherige Gesprächsgruppen-Verantwortliche glaubt, sich um diese zusätzliche neue Aufgabe kümmern zu müssen. Er soll weiterhin für die Gespräche in der Gruppe verantwortlich bleiben. Die Kinderbetreuung muss von anderen Personen übernommen werden.

Dann ist die Raumfrage zu klären. Damit Störungen der Gesprächsgruppe vermieden werden, muss ein separater Raum für die Kinderbetreuung zur Verfügung stehen. Ideal sind hier Gemeinderäume mit angeschlossenen Kindergärten. Für die Beschäftigung der Kinder wird viel Material zum Spielen, Basteln und Malen benötigt – dieses braucht seinen festen Platz im Raum, ein Schrankfach oder ein Korb genügen hier bereits.

Eltern(teile) und Kinder sollen gemeinsam in die Gruppe kommen. Die Kinder lernen dadurch die Kontaktpersonen der Eltern kennen, sie sehen mit wem die Eltern sprechen und wo sie sich aufhalten werden. Beimersten Kontakt können die BetreuerInnen das Kind langsam aus dem Gespräch der Eltern herausholen und in den Raum zur Kinderbetreuung führen. Hier müssen die Kinder Zeit haben, sich an den Raum zu gewöhnen. Sie entdecken dabei die verschiedenen Spielangebote, z. B. Malsachen, Bücher, Schere, Kleber, Gesellschaftsspiele, Legosteine usw.

Bei den ersten Abenden darf man nicht erwarten, dass die Kinder sich längere Zeit mit einem Spiel beschäftigen. Sie werden in kurzer Zeit möglichst viel ausprobieren wollen. Das ist ganz verständlich, sie müssen sich zuerst mit dem Raum, den neuen Begebenheiten und der Betreuungsperson vertraut machen. Es kann auch vorkommen, dass sie zwischendurch zu weinen beginnen. Wenn sie nicht getröstet werden können, müssen die Kinder die Möglichkeit bekommen, kurz mit den Eltern Kontakt aufzunehmen. Nach einer Eingewöhnungszeit wird das nicht mehr vorkommen und die Kinder freuen sich auf diesen Abend.

Welche Beschäftigung für welche Altersstufe?

Zwei bis drei Jahre:

- Bilderbücher anschauen, vorlesen
- Lied summen oder vorsingen
- Fingerspiele (»Das ist der Daumen…«)
- diverses Spielzeug anschauen, anfühlen (Puppen, Autos, Stofftiere, Holzspielzeug)
- mit Handpuppen spielen

Vier bis sechs Jahre:

- Malen mit Stiften aller Art auf Papier, Pappe, Holz
- Knetgummi oder andere Modelliermasse
- Ausschneiden und Aufkleben (Illustrierte, Kataloge)
- Märchen vorlesen oder erzählen
- Papierfalten (Hut, Schiff)
- Theaterschminke

Sechs bis zehn Jahre

- siehe vier bis sechs
- Stadt–Land–Fluss
- Gesellschaftsspiele (Domino, Dame, Mühle, Spitz pass auf, Mensch ärgere dich nicht)
- Schiffe versenken (kariertes Papier)
- Kartenspiele (Uno, Mau-Mau, Quartett)

Spiele machen durstig. Kinder nehmen ein Getränk oder ein Stück Obst dankbar an.

Diese Betreuung der Kinder in einer fröhlichen Atmosphäre wird Früchte tragen. Die Eltern fühlen sich entlastet und können beruhigt an den Beratungsgesprächen der Gruppe teilnehmen.

Die Kinder fühlen sich mitgenommen, einbezogen und nicht abgeschoben. Zwischen BetreuerInnen und Kindern entwickelt sich eine positive Beziehung. Die Kinder werden stark motiviert sein, dieses Angebot nicht zu versäumen. Hier ist der Zeitpunkt gekommen, das Kind in eine bestehende Kindergruppe einzuladen.

Die Kinderbetreuung während des Hilfeangebotes ist vor allem eine Spielstunde, in der das Kind die volle Zuwendung der BetreuerInnen erfährt. Ganz wichtig: **Die BetreuerInnen sind keine TherapeutInnen!**

Sollten bei den Kindern erhebliche Verhaltensauffälligkeiten auftreten, werden die BetreuerInnen die Familie auf die entsprechenden fachlichen Hilfeangebote aufmerksam machen.

11. Botschaften an Kinder, deren Eltern trinken

Oft kann es hilfreich sein, Hilfe suchenden Kindern nach einem Gespräch die wesentlichen Aussagen zu ihrer Problematik in Form eines Merkblatts oder Handzettels mitzugeben, auf das sie immer wieder zurückgreifen können. Solch ein Blatt kann darüber hinaus Anschriften von weiteren Hilfeeinrichtungen für Kinder und Jugendliche, aber auch für die Eltern enthalten.

Folgende Botschaften sollten darin – kindgerecht – vermittelt werden:

- Es ist **dein** Recht zu entscheiden, ob du ein Problem hast.
- Du selbst allein weißt, wie es dir geht. Lass niemand anderen für dich entscheiden, wie du dich zu fühlen hast. Du darfst traurig sein, besorgt, erschrocken und verzweifelt.
- Es ist nicht deine Schuld, dass dein Vater, deine Mutter trinkt. Du bist auch nicht dafür verantwortlich, dass sie damit aufhören. Es nützt auch nichts, gemein oder nett zu sein, Flaschen zu verstecken oder den Inhalt wegzuschütten.
- Du hast das Recht ein Kind zu sein. Kinder tragen keine Verantwortung für die Erwachsenen.
- Wenn sich jemand so benimmt, dass es für dich ein Problem gibt, hast du das Recht dir Hilfe zu suchen.
- Betrunkene Erwachsene haben nicht das Recht sich dir gegenüber schlechter zu benehmen als nüchterne. Du musst deshalb nicht mehr ertragen müssen.
- Du hast ein Recht zu sagen, was du sieht und dass du nicht magst, was du siehst.
- Du darfst deine Mutter, deinen Vater bitten, sich Hilfe zu suchen. Erwachsene können Hilfe bekommen, wenn sie es

wollen. Denke aber immer daran, dass es ihre Entscheidung ist, die sie selber treffen müssen, ob sie Hilfe annehmen oder nicht.

- Wenn du es zu Hause nicht mehr aushältst, darfst du dich zurückziehen, jemand anderen aus der Familie besuchen oder einen guten Freund, eine gute Freundin aufsuchen.
- Du darfst mit jemandem, dem du vertraust, über die Probleme zu Hause sprechen. Oft hilft es nämlich sich auszusprechen. Wenn dir niemand einfällt, mit dem du sprechen kannst, gibt es auch Menschen, deren Beruf es ist dir zu helfen. Im Telefonbuch findest du sie unter Kindersorgentelefon oder Kinderschutzbund.
- Vergiss nicht, dass du nicht der einzige, die einzige bist, die deine Sorgen erlebt. Viele haben gleiche Probleme wie du oder andere Sorgen mit ihrer Familie. Du bist nicht allein.
- Wenn dein Vater, deine Mutter zu viel trinken, heißt das nicht, das sie dich nicht immer noch lieb haben.

12. Seminare für Eltern und Kinder

Mütter und/oder Väter, die wegen ihrer Abhängigkeits- oder Co-Abhängigkeitsprobleme erste Schritte zur Bewältigung ihrer Sucht unternommen haben und sich auch mit der eigenen Familiensituation auseinander setzen, sind im Umgang mit den eigenen Kindern und bei deren Erziehung oft unsicher und hilflos. Versagensängste und Schuldgefühle treten auf. Sie können die Kinder in ihren Verhaltensweisen oft nicht verstehen. Sie können sich Handlungen und Reaktionen manchmal nicht erklären und nachvollziehen.

Es beschäftigen sie Fragen, wie z. B.

- Wie erklären wir unseren Kindern die Alkoholabhängigkeit?
- Wie erklären wir unseren Kindern unsere früheren Verhaltensweisen?
- Warum sind bestimmte Verhaltensweisen unserer Kinder durch die Vergangenheit erklärbar?
- Wie kommen wir mit unseren Kindern wieder ins Gespräch?
- Zu welchem Zeitpunkt sprechen wir mit unseren Kindern über bestimmte Vorkommnisse?
- Wie können wir verloren gegangenes Vertrauen wieder aufbauen?
- Wie können wir unseren Kindern die Chance geben, möglichst oft und umfangreich an unserem heutigen alkoholfreien Leben teilzunehmen?

Diese Fragen und andere auftretende Themen können mit den Eltern, aber auch mit Eltern und Kindern gemeinsam geklärt und aufgearbeitet werden, um eine Normalität der eigenen, aber auch der Familiensituation zu erreichen.

12.1 Seminar für Mütter und Väter

Die Suchterkrankung ist eine Belastung für eine Lebensgemeinschaft, durch die alle Familienmitglieder in irgendeiner Weise betroffen sind. Die nicht unmittelbar selbst Suchtkranken werden im Verlauf der Krankheit zu Co-Abhängigen, die auf das Verhalten des/der Kranke unsgesund re-agieren. Unter Co-Abhängigkeit verstehen wir ein fehlerhaftes Verhaltensmuster ohne Schuldzuweisung. Co-Abhängigkeit, über Jahre hinaus gelebt, macht die Menschen unfrei, engt sie ein, ruft seelische und körperliche Erkrankungen hervor.

Sobald erwachsene Familienangehörige ihre eigene Lage erkannt haben, können sie lernen, ihr Fehlverhalten zu korrigieren und ihre Lebenssituation zu verändern. Dazu muss eine Selbstprüfung und Weiterentwicklung der eigenen Persönlichkeit stattfinden um genesen zu können, verbunden mit der Loslösung vom co-abhängigen Verhalten.

Im Verhältnis zu den Kindern äußert sich co-abhängiges Verhalten durch folgende Merkmale:

- Gefühl des Gebrauchtwerdens
- Perfektionismus (ich muss alles allein bewältigen, zugleich Vater und Mutter sein)
- Stärke zeigen
- Einigkeit nach außen demonstrieren (wir sind eine heile Familie)
- Schutz der Kinder vor dem/der kranken PartnerIn
- Bewahrung des Familiengeheimnisses
- eigene Schuldzuweisung
- Verantwortlich für alle Vorkommnisse
- Helfen bis zur Selbstaufgabe (sonst werde ich nicht mehr geliebt)

Der Alltag solcher Lebensgemeinschaften ist geprägt von ständiger Angst, Sorge, Misstrauen, Demütigung und Erpressung. Alle diese Verhaltensmuster übertragen sich auf die Kinder; sie lernen von den Erwachsenen, fügen sich auf ihre Weise in das Familienbild, leiden, haben aber keine Möglichkeit, von sich aus die Situation zu verändern. Sie sind die schwächsten Glieder im System der Familie.

Erleben die Mitbetroffenen ihren persönlichen Tiefpunkt, werden die eigenen Grenzen schmerzlich erkannt, tritt meistens der seelische und körperliche Zusammenbruch ein. Erst dann entstehen der Wunsch und der Wille, die eigene und damit auch die Lebenssituation der Kinder zu verändern. Lösungsmöglichkeiten werden gesucht und dazu Selbsthilfegruppen oder Beratungsstellen aufgesucht.

In einem Seminar für abhängige und co-abhängige Mütter und Väter sollten folgende Inhalte bearbeitet werden:

1. Klärung der Begriffe
- Familienkrankheit
- Co-Abhängigkeit

2. Verhaltensweisen während der Suchtphase (Rollenbilder)
- der Abhängigen und PartnerInnen
- der Kinder

3. Verhaltensweisen nach der Suchtphase
- der Abhängigen und PartnerInnen
- der Kinder

4. Der Weg in die Neuorientierung
- Ist die Annäherung der Familienmitglieder möglich?
- Welche Wege können in Hinblick auf die Kinder beschritten werden?
- Wie können Eltern ihren Kindern helfen?
- Wie kann unsere Selbsthilfeorganisation Eltern und Kinder unterstützen?

Diese Arbeitseinheit kann zur Verarbeitung der Problematik und zum Einüben neuer Verhaltensweisen durch Rollenspiele unterstützt werden.

Lernziele des Seminars:

- Sucht ist eine Familienerkrankung, auch die gelebte Co-Abhängigkeit macht krank.
- Der Weg in eine zufriedene Abstinenz erfordert Geduld, Selbstüberprüfung, ein stetiges Miteinander und den Aufbau des Selbstwertgefühls.
- Das bessere Verständnis füreinander wird geweckt und Vertrauen zueinander aufgebaut.
- Kinder sind immer die schwächsten Glieder im Familiensystem; sie werden durch das Verhalten ihrer Eltern in ihren eigenen Handlungsweisen geprägt.
- Verhaltensweisen der Kinder sind Spiegelbilder ihrer Seelen, ihres Fühlens und Denkens.
- Kinder müssen in den Gesundungsprozess einbezogen werden, um eine Stabilisierung des Familienlebens zu erreichen.
- Jedes Familienmitglied ist eine eigene Persönlichkeit, die mit Schwächen und Stärken zu achten ist. Es hat Rechte und Pflichten und Recht auf individuelle Persönlichkeitsentfaltung.
- Der Prozess des »Loslassenkönnens« muss geübt werden.

Methodik und Didaktik können von den ReferentInnen selbst bestimmt werden. Fachkenntnisse und eigene Auseinandersetzung mit dem Thema sind für die Seminarausführung unbedingt erforderlich.

12.2 Seminar für Eltern und Kinder

Für Familien, in denen das suchtkranke Mitglied bereits abstinent lebt und die bereit sind, weitere Hilfemöglichkeiten anzunehmen, empfehlen wir den gemeinsamen Besuch eines Seminars. Dabei verstehen wir unter »Familie« die Lebensgemeinschaft, die sich als solche versteht, also z. B. auch Großeltern-Enkel, LebensgefährtInnen und die aus verschiedenen Generationen besteht. Erfahrungsgemäß ist ein solches Seminar für Einzelpersonen ungeeignet, da der unmittelbare Partner im Austausch der Familiengeschichte fehlt.

Ziel eines solchen Seminars ist es, die Familienmitglieder zu ermutigen, offen über Problemthemen miteinander ins Gespräch zu kommen. Bei Bedarf sollen sie weitere Unterstützungsmöglichkeiten kennen und nutzen lernen (z. B. Erziehungsberatungsstellen).

Das hier vorgestellte Seminar ist auf mehrere Wochenendseminare angelegt. Je nach Möglichkeiten der TeilnehmerInnen (bis max. 30) empfehlen wir, drei bis vier Wochenenden, mindestens jedoch zwei, durchzuführen, da das erste Seminar dazu dient, eine gemeinsame Vertrauensbasis zu schaffen, bevor mit dem eigentlichen Seminarziel gearbeitet wird.

Der Seminarort sollte so gewählt sein, dass er verschiedene Rückzugsmöglichkeiten (z. B. Spaziergänge in der Umgebung, Spielplatz, mehrere Gruppenräume) bietet.

1. Wochenende: Kennen lernen und Vertrauen bilden

- Es sollte viel Zeit für die Vorstellung der TeilnehmerInnen durch Kennenlern-Spiele eingeplant werden. Insgesamt sollte das spielerische Element ein großes Gewicht haben.

Spielen stärkt die Position der Kinder. Für die Erwachsenen bietet es eine andere Ebene des sozialen Lernens als sie im Alltag gewohnt sind. Die Leitung sollte sich durch eventuelle anfängliche Hemmungen nicht entmutigen lassen, denn durch Spielen wird die Kreativität und Spontaneität aller gefördert.

- Es ist sinnvoll, inhaltliche Themen in Gruppen getrennt nach Generationen – Kinder, Jugendliche, Erwachsene – zu bearbeiten. Die Gruppen stellen ihre Ergebnisse den übrigen TeilnehmerInnen vor.
- Die Erwartungen an die Seminare werden in den Gruppen zusammengetragen und vorgestellt. Die Leitung stellt ihre Vorschläge für Gruppenregeln vor. Die Diskussion um die Gruppenregeln ist ein erster Schritt in das Thema: Wie gehen wir miteinander um, wie respektieren wir uns gegenseitig, wie weit können wir Gefühle – die eigenen und die der anderen Familienmitglieder – zulassen.
- Übungen und Gespräche sollten um das Thema »Warum ist mir was wichtig?« und »Was wünsche ich mir?« gestaltet werden.
- Zum Abschluss werden Wünsche und Erwartungen der TeilnehmerInnen für das folgende Wochenende gesammelt.

2. Wochenende: Wie habe ich die Sucht erlebt?

Der Umgang mit diesem schwierigen Thema wird leichter, wenn eine Geschichte oder ein Text als Beispiel verwendet werden kann. Dadurch bleibt es den einzelnen TeilnehmerInnen überlassen, wieweit sie in das Thema einsteigen können und wollen. Identifikation ist möglich, wird aber nicht aufgezwungen. Jede/r kann jederzeit auch aussteigen.

Sehr gut geeignet ist das Kinderbuch »Wiebke und Paul«. Ausgewählte Geschichten werden der Gruppe vorgelesen. Eine Problemsituation wird bekannt gemacht und die Familienmitglieder mit verschiedenen Einstellungen und Gefühlen werden vorgestellt.

In Kleingruppen, in denen alle Familienmitglieder vertreten sein sollten, werden folgende Aufgaben gestellt: Die Einzelnen sollen sich in die Rolle des jeweiligen Gegenübers einfühlen und dessen Gefühle konkret aussprechen: »Ich als Wiebke fühle…«, sagt eine Mutter. »Ich als Mutter fühle…«, sagt eine Tochter.

Die Übung geht rundherum, alle TeilnehmerInnen kommen an die Reihe. Wichtig ist, dass keine Wertungen und Ratschläge erteilt werden. Nach der Runde führt die Leitung auf das ursprüngliche Thema zurück. Im nächsten Schritt heißt die Aufgabe: »Ich als Wiebke/Mutter/Vater/Sohn würde … tun!«

Im dritten Schritt dürfen alle Beteiligten Vater, Sohn, Mutter und Wiebke je einen Ratschlag auf einen Zettel schreiben oder malen. Die Zettel werden später im Plenum veröffentlicht, und alle können sich die Ratschläge anschauen.

Für diese Übung sollte ein ganzer Tag mit ausreichend Pausen und Ausgleichspielen verwendet werden. Ob im Anschluss auf die persönliche Situation der Familien eingegangen werden kann, hängt stark von der Betroffenheit der Einzelnen ab. Auf jeden Fall sollte es eine Abschlussrunde geben, die den Fragen viel Raum gibt: Wie erging es mir bei dieser Übung? Was will ich noch besprechen?

Nach dieser Übung ist es wichtig, den Abend mit entlastenden und kreativen Elementen zu gestalten. Beispiele: Eltern und Kinder malen sich gegenseitig mit Theaterschminke an und feiern. Oder: Wir gründen künstliche »Wahlfamilien«, jede Familie muss einen Beitrag zu einer Show ausarbeiten. Je nach Jahreszeit bieten sich auch eine Schnitzeljagd oder Schatzsuche an.

3. Wochenende: Was hat sich bereits verändert – was wünsche ich mir noch?

Die Gruppe erzählt sich, was sich seit Anfang der Seminarreihe bei den Einzelnen verändert hat. Danach werden Kleingruppen nach Generationen gebildet, die die Aufgabe bekommen, eine Zukunftsgeschichte zu entwerfen (schreiben, malen, kleben usw.). Jede Person sammelt ihre Wünsche und Träume. Daraus gestaltet die Gruppe eine Geschichte, die sie später im Plenum aufführt. Hier wird wieder jegliche Bewertung ausgeschlossen.

Besonders den Eltern muss nahegebracht werden, dass sie die Werke nicht hinterfragen.

Der nächste Teil soll sich in kleinen Schritten mit der wirklichen Familiensituation beschäftigen. Eltern und Kinder sollen ermutigt werden, realistische Verabredungen für einen bestimmten Zeitraum miteinander zu treffen. Beispiele: Welche konkreten Wünsche haben die Kinder an ihre Eltern? Welche Wünsche haben die Eltern an ihre Kinder? Diese Wünsche können z. B. als Wandzeitung präsentiert und in der Gruppe besprochen werden. Eine andere Möglichkeit ist, Schwierigkeiten im Rollenspiel (Rollentausch) darzustellen und Lösungen zu probieren. In diesem Teil ist darauf zu achten, dass Vereinbarungen auch eingehalten und Konsequenzen akzeptiert werden können. Es darf hier nicht unter Zeitdruck gearbeitet werden.

Nicht fehlen sollte ein Informationsteil, in dem die Seminarleitung Hinweise zu weiteren Unterstützungsmöglichkeiten gibt, wie z. B. Beratungsstellen, Selbsthilfegruppen, Jugend- und Kindergruppen oder weitere Seminarangebote.

13. Literaturempfehlungen

13.1 Lieferbare Titel

Albrecht, Klaus Peter: **Familien»krankheit« Alkoholismus,** Oldenburg 1997

Arenz-Greiving, Ingrid: **Elternsüchte, Kindernöte,** Freiburg 1994

Arenz-Greiving, Ingrid: **Die vergessenen Kinder,** Wuppertal 1998

Aßfalg, Reinhold: **Die heimliche Unterstützung der Sucht,** Geesthacht 1999

Bätz, Andrea: **Zur Situation von Kindern in Alkoholikerfamilien,** Aachen 1997

Bertenghi, Claudia: **Kinder drogenabhängiger Eltern,** Zürich 1997

Boss, Monika / Trinkus, Regine: **Aber sag es niemandem!** Zürich 1998 (für Kinder ab 8 Jahren)

Ehrenfried, Theresa / Heinzelmann, Christa / Kähni, Jürgen: **Arbeit mit Kindern und Jugendlichen aus Familien Suchtkranker,** Haigerloch 1999

Fuchs, Ursula: **Wiebke und Paul,** Ravensburg 1996 (für Kinder ab 10)

Groenemeyer, Axel / Vera Birtsch: **Frauen und Männer mit Kindern in der Drogentherapie,** Frankfurt 1991

Heck, Bettina / Mädchen-Projekt der Guttempler: **Traubensaft in Weißweinflaschen,** Hamburg 1996

Klaus, Tom: **Wenn Vater zuviel trinkt,** Wuppertal 1992

Kröger, Friedebert: **Familiäre Interaktion bei Suchtkranken,** Frankfurt 1994

Lambrou, Ursula: **Familienkrankheit Alkoholismus,** Reinbek 1996

Landesstelle gegen die Suchtgefahren für Schleswig-Holstein: **Familie, Sucht, Gewalt;** Kiel 1995

Landesstelle gegen die Suchtgefahren für Schleswig-Holstein: **Mißbrauchte Kinder, Opfer der Sucht;** Kiel 1995
Lask, Karl: **Wir brechen das Schweigen,** Wuppertal 1992
Lehmann, Andreas: **Die Kinder nicht vergessen,** Lausanne
Löser, Hermann: **Alkoholembryopathie und Alkoholeffekte,** Stuttgart 1995
Puxi, Marco / Kremer-Preiß, Ursula: **Familienorientierte Arbeit mit Kindern und Jugendlichen alkohol- bzw. drogenabhängiger Eltern/-teile,** Stuttgart 1999
Röhr, Heinz-Peter: **Ich traue meiner Wahrnehmung,** Düsseldorf 1998
Schaef, Anne Wilson: **Co-Abhängigkeit,** München 1997
Schmieder, Arnold: **Alkohol & Co,** Stuttgart 1992
Schiffer, Eckhard: **Warum Huckleberry Finn nicht süchtig wurde,** Weinheim 1999
Stachowske, Ruthard: **Familienorientierte stationäre Drogentherapie,** Geesthacht 1994
Teske, Klaudia: **Wie erleben Kinder die Alkoholabhängigkeit in der Familie,** Eschborn 1994
Werner, Marlo: **Herr Abhängigkeit und Frau Co,** Königstein 1994
Woititz, Janet G.: **Sehnsucht nach Liebe und Geborgenheit,** München 1998
Woititz, Janet G.: **Um die Kindheit betrogen,** München 1998
Zobel, Martin: **Kinder aus alkoholbelasteten Familien,** Göttingen 1999

13.2 Bezugsquellen des Films »Nichts für Kinder«

- **16 mm Verkauf + Verleih:** Gruscha Rode, Pestalozzistr. 57, 10627 Berlin, Tel. 0 30 / 3 24 73 37, eMail gruscha.rode@berlin.de (Preise auf Anfrage)
- **Video (VHS):** Neuland Verlagsgesellschaft mbH, PF 14 22, 24196 Geesthacht, Tel. (0 41 52) 8 13 42, Fax: 8 13 43, eMail: vertrieb@neuland.com, Preis DM 48,– **ohne** / DM 180,– **mit** nicht-gewerblichem Vorführrecht

13.3 Vergriffene Titel

Diese Titel sind im Buchhandel nicht mehr erhältlich, sollten sich aber in guten Bibliotheken finden oder bei den Landesstellen gegen die Suchtgefahren.

Appel, Christa: **Kinder alkoholabhängiger Eltern,** Freiburg 1994

Bertling, Annette: **Wenn die Eltern trinken,** Bremen 1994

Black, Claudia: **Mir kann das nicht passieren,** Bremen 1988

Guttempler in Deutschland: **Kinder aus (sucht)gestörten Familien,** Fachkonferenz 1992 (Guttempler in Deutschland)

Klein, Elisabeth: **Kinder von Alkoholikerinnen,** Köln 1986

Köppl, Barbara / Werner Reiners: **Hilfen für Kinder von alkoholkranken Vätern,** Freiburg 1987

Krämer, Hartmut: **Helft mir, meine Eltern trinken,** Hamburg 1975

Landesstelle gegen die Suchtgefahren für Schleswig-Holstein: **Kinder suchtkranker Eltern,** Kiel 1990

Landesstelle gegen die Suchtgefahren in Baden-Württemberg: **Kinder von Suchtkranken,** Stuttgart 1997

Liptow, Werner: **Das alkoholbehinderte Kind,** Hamburg 1977

Zirwes, Hans-Peter: **Mein Angehöriger ist alkoholkrank,** Geesthacht 1995

14. Adressen

Diese Verbände sind Ihnen bei der Suche nach Kontakten und Beratung in Ihrer Nähe gern behilflich:

Deutsche Hauptstelle gegen die Suchtgefahren (DHS):
PF 13 69, 59003 Hamm, Tel. (0 23 81) 90 15–0,
Fax: 90 15-30, eMail: info@dhs.de, Internet www.dhs.de

Al-Anon (Selbsthilfegruppen für Angehörige von Alkoholikern) und **Alateen** (Selbsthilfegruppen für Kinder und jugendliche Angehörige von Alkoholikern):
Emilienstr. 4, 45128 Essen, Tel. (02 01) 77 30 07,
Fax: 77 30 08, eMail al-anon.zdb@t-online.de,
Internet www.al-anon-alateen.org

Anonyme Alkoholiker (AA):
PF 46 02 27, 80910 München, Tel. (0 89) 3 16 43 43,
Fax: 3 16 51 00 (Regionale Kontaktstellen sind auch unter der bundeseinheitlichen Rufnummer (Vorwahl) + 1 92 95 zu erreichen), eMail Kontakt@anonyme-alkoholiker.de, Internet www.anonyme-alkoholiker.de

Blaues Kreuz in der Evangelischen Kirche Deutschland:
An der Marienkirche 19, 24768 Rendsburg,
Tel. (0 43 31) 59 03 81, Fax: 59 03 87,
eMail bke@blaues-kreuz.org,
Internet www.blaues-kreuz.org

Blaues Kreuz in Deutschland:
PF 20 02 52, 42202 Wuppertal, Tel. (02 02) 62 00 30,
Fax: 6 20 03 81, eMail bkd@blaues-kreuz.de,
Internet www.blaues-kreuz.de

Freundeskreise für Suchtkrankenhilfe, Bundesverband:
Kurt-Schumacher-Str. 2, 34117 Kassel,
Tel. (05 61) 78 04 13, Fax: 71 12 82,
eMail mail@freundeskreise-sucht.de,
Internet www.freundeskreise-sucht.de

Guttempler in Deutschland (I.O.G.T.):
Adenauerallee 45, 20097 Hamburg,
Tel. (0 40) 24 58 80, Fax 24 14 30
eMail Guttempler@T-Online.de, Internet www.iogt.de

JUVENTE –
Jugendorganisation der Guttempler in Deutschland:
Adenauerallee 45, 20097 Hamburg, Tel. (0 40) 24 58 80,
Fax 24 14 30, eMail frank.fehring@t-online.de,
Internet www.iogt.de/juvente

Kreuzbund: Selbsthilfe- und Helfergemeinschaft für Suchtkranke und deren Angehörige:
PF 18 67, 59008 Hamm, Tel. (0 23 81) 6 72 72-0,
Fax: 6 72 72 33, eMail kreuzbund.hamm@t-online.de,
Internet www.kreuzbund.de

Stiftung Synanon:
PF 61 04 50, 10927 Berlin, Tel. (0 30) 5 50 00-0,
Fax 5 50 00-2 20, eMail stiftung@synanon.de,
Internet www.synanon.de

14.1 Anschriften der AutorInnen:

Anke Flügel, Mittelweg 3, 36115 Hilders,
eMail afluegel.hilders@t-online.de

Frank Lindemann, Postfach 14 22, 21496 Geesthacht,
eMail flindemann@neuland.com

Heidrun Michaelis, Grüne Grund 12, 27711 Osterholz-Scharmbeck, eMail guhmichaelis@t-online.de

Bestellschein

Literatur zu Kindern von Suchtkranken

Anz.	Best.-Nr.	Autor, Titel	Preis in DM*
	104 415	Albrecht, Familienkrankheit Alkoholismus	15,00
	102 742	Arenz-Gr., Elternsüchte, Kindernöte	22,00
	101 071	Arenz-Gr., Die vergessenen Kinder	8,80
	128	Aßfalg, Co-Abhängigkeit	15,80
	106 383	Bätz, Zur Situation von Kindern	69,00
	105 448	Bertenghi, Kinder drogenabh. Eltern	32,80
	105 948	Boss, Aber sag es niemandem!	25,00
	107 379	Ehrenfried, Arbeit mit Kindern	39,80
	100 854	Fuchs, Wiebke und Paul	9,90
	105475	Groenemeyer, Frauen u. Männer m. Kind.	19,00
	104 644	Heck, Traubensaft in Weißweinflaschen	19,80
	101 805	Klaus, Wenn Vater zuviel trinkt	17,80
	102 668	Kröger, Familiäre Interaktion	40,00
	101 041	Lambrou, Familienkrankheit Alkoholismus	14,90
	101 730	Lask, Wir brechen das Schweigen	19,80
	103 324	Löser, Alkoholembryopathie	64,00
	107 158	Puxi, Familienorientierte Arbeit m. Kindern	20,00
	106 954	Röhr, Ich traue meiner Wahrnehmung	29,80
	100 306	Schaef, Co-Abhängigkeit	12,90
	101 373	Schmieder, Alkohol & Co.	24,80
	102 196	Schiffer, Huckleberry Finn	18,00
	139	Stachowske, Familienorient. Drogenther.	58,00
	103 763	Teske, Wie erleben Kinder	19,80
	102 861	Werner, Herr Abhängigkeit & Frau Co.	18,00
	101 200	Woititz, Sehnsucht nach Liebe	28,00
	101 016	Woititz, Um die Kindheit betrogen	29,80
	107 395	Zobel, Kinder aus alkoholbelast. Fam.	49,80

*Preisänderungen vorbehalten

Anz.	Best.-Nr.	Autor, Titel	Preis in DM*
	104 279	Video Nichts für Kinder	48,00
	104 279V	Video Nichts für Kinder mit nicht gewerbl. Vorführrecht	180,00

*Preisänderungen vorbehalten

Kundennummer

Vor- und Zuname

Anschrift

PLZ, Ort

Tel. tagsüber

Fax

eMail

Datum, Unterschrift

Ich zahle die Summe (zzgl. Versandkosten) auf folgende Weise:

☐ Gegen Rechnung an nebenstehende Anschrift

☐ Bequem und bargeldlos per Bankeinzug

Bank

Konto-Nr.

BLZ

Datum, Unterschrift

Bestellung senden an:

NEULAND

Verlagsgesellschaft mbH
Fachverlag und Versandbuchhandlung
Postf. 14 22, 21496 Geesthacht
Tel. 0 41 52 / 8 13 42
Fax 0 41 52 / 8 13 43
eMail vertrieb@neuland.com
Internet www.neuland.com